Kohlhammer

Der Autor

Bent Falk, geb. in Aarhus, Dänemark, Ev. Gemeindepfarrer und Krankenhausseelsorger im Ruhestand. Studium der Psychologie in den USA. Ein zentrales Anliegen seiner praktischen Arbeit bestand und besteht als praktizierender Psychotheraeut bis heute darin, zugunsten von Menschen in seelischer Not eine Brücke zwischen Psychotherapie und Seelsorge zu schlagen, d. h. Menschen in helfenden Berufen konkrete und wirksame Hilfestellungen für einen gelingenden Dialog mit ihren Patienen und deren Angehörigen an die Hand zu geben.

Die Übersetzer

Maren Scholtyssek, Krankenschwester mit Palliative Care Weiterbildung, Flensburg, seit zwanzig Jahren in der Palliative-Care-Weiterbildung für Ärzte und Pflegende als Dozentin tätig.

Regina Nordlund, Ev.-Luth. Pastorin em., Gemeinde- und Organisationsberaterin, Heilpraktikerin Psychotherapie, zuletzt tätig in der Begleitung und Supervision von Gruppen und Teams sowie in der Beratung und dem Coaching von Einzelnen, die in sozialen Berufen arbeiten.

Ingemar Nordlund, pensionierter Arzt für Allgemein- und Palliativmedizin, langjährige Erfahrung in der Kommunikation mit Patienten und ihren Angehörigen in der Krise, früher Leiter der Palliativstation Katharinen Hospiz am Park, zugleich tätig in der Ausbildung von Pflegenden und Schulung von Ärzten zu Palliativmedizinern (Akademie der Ärztekammer Schleswig-Holstein).

Bent Falk

Da zu sein, wo du bist

Gelingende Kommunikation mit Menschen in existenziellen Krisen

Aus dem Dänischen ins Deutsche übersetzt von Maren Scholtyssek, Regina und Ingemar Nordlund

Verlag W. Kohlhammer

Dänische Originalausgabe:
At være der hvor du er. Opmærksomhed, grænser og kontakt i den hjælpende samtale
Alle Rechte vorbehalten
© 1996 Bent Falk

1. Auflage 2022

Alle Rechte vorbehalten
© W. Kohlhammer GmbH, Stuttgart
Gesamtherstellung: W. Kohlhammer GmbH, Heßbrühlstr. 69, 70565 Stuttgart
produktsicherheit@kohlhammer.de

Print:
ISBN 978-3-17-042747-1

E-Book-Formate:
pdf: ISBN 978-3-17-042748-8
epub: ISBN 978-3-17-042749-5

Inhalt

Vorwort

Das Buch, das vom dänischen Krankenpflegeverband als »Handbuch im Taschenformat für den unterstützende Dialog mit Patienten« in Auftrag gegeben worden war, wurde 1996 erstmals veröffentlicht. Bei der Durchführung dieser Aufgabe versuchte ich die Sprache so klar und so weit wie möglich in Alltagssprache zu halten. Unvermeidliche fachspezifische Ausdrücke wurden erklärt, wie zum Beispiel »eine existenzielle Wahl« als »eine Entscheidung, die in ihrem Leben praktisch bedeutsam ist« erklärt wurde. Während des Schreibprozesses und als Teil davon habe ich den Text, um ihn auf Verständlichkeit und Lesbarkeit zu überprüfen, an einer Gruppe Pflegefachkräfte in Ausbildung ausprobiert.

Es wird im Buch zu dem helfenden Dialog eine phänomenologische und existenzielle Vorgangsweise präsentiert. »Phänomenologisch« im Kontext des Buches heißt eine Betonung der Wahrnehmung als Ergänzung zur Spekulation und als Korrektiv für vorgefasste Meinungen. »Existenziell« bedeutet eine Betonung der Werte, Entscheidungen und Verantwortlichkeit der Hilfesuchenden in ihrer Gegenwart, als Ergänzungen zu einer Analyse ihrer Vergangenheit.

Das Buch hat sich seit seiner Veröffentlichung 1996 unter Helfenden aller Art, also unter Ärzten, Pflegefachkräften, Seelsorgern, Sozialarbeitern, Lehrern u. a. verbreitet. Es wurde in die skandinavischen Sprachen und ins Englische übersetzt. Es wird von vielen als eine praxisorientierte, in Kürze gefasste und dennoch tiefgehende Unterstützung für das helfende Gespräch verstanden und geschätzt, leicht zugänglich für Auszubildende und gleichzeitig mit einer dauerhaften Ausbeute für die Erfahrenen, die wissen, dass die Ausbildung das ganze Leben lang anhält. Ich bin weiterhin praktizierender Psychotherapeut und war früher viele Jahre Krankenhausseelsorger im Diakonissenhaus Sankt Lukas Stift in Kopenhagen-Hellerup.

Ich möchte der Flensburger Übersetzergruppe, der Palliative Care-Fachkraft Maren Scholtyssek, der em. ev.-luth. Pastorin Regina Nordlund und dem pensionierten Arzt für Allgemein- und Palliativmedizin Ingemar Nordlund für ihre Initiative und ihren Enthusiasmus beim Ausführen der Aufgabe danken, den dänischen Originaltext ins Deutsche zu übersetzen. Ihr professionelles Verständnis für die Herausforderungen, Probleme und Ressourcen, die in diesem Buch thematisiert werden, war unverzichtbar bei der Übertragung des Inhalts in die neue Sprache.

Hellerup, im Sommer 2022
Bent Falk

1

Einleitung

1.1 Technik oder Haltung

Die Absicht dieses Buches ist es, eine praxisbetonte Einführung in das zu geben, was Gespräch*stechnik* genannt wird, aber im Zusammenhang mit Lebenskrisen lieber Gespräch*skunst* heißen sollte. Die Kunst ist es, *Kontakt* zu schaffen, und Kontakt wird durch *Aufmerksamkeit* und *authentische* (echte) Anwesenheit hergestellt. Eigentlich kann diese Kunst nur gelernt werden, indem sie praktiziert wird, und am effektivsten geschieht das Erlernen, wenn sie unter kundiger Anleitung praktiziert wird, so dass die eigenen Missverständnisse und Einseitigkeiten nicht wiederholt werden, ohne dadurch klüger zu werden.

Wozu ein Buch über dieses Thema beitragen kann, ist eigentlich nur, ein Treffen mit dem Mitmenschen vorzubereiten und eine eventuelle Orientierungshilfe (Supervision) für dieses Treffen zu geben. Die Vorbereitung besteht darin, mit der *Haltung* zu *arbeiten*, unterstützt durch praktische Beispiele. Diese sollen als *mögliche* Antworten zu verschiedenen Aussagen von Menschen, die es schwer haben, verstanden werden. Sie sind nicht die *richtigen* Antworten. Eindeutig richtige Antworten kann es in Gesprächen, die mit Menschen über ihr Leben geführt werden, kaum geben, und erst recht nicht im Voraus. Echte Gespräche sind etwas, was im Augenblick des Kontakts geschieht. Für das echte Gespräch gibt es deshalb keine Checkliste. Da ist nichts, was immer richtig ist, und da ist nichts, was immer verkehrt ist – abgesehen von dem Versuch, immer »das Richtige« sagen zu wollen statt des Spontanen und Echten.

Der Sinn der angegebenen Beispiele, die im Übrigen alle aus der Realität stammen und sich in bestimmten Situationen bewährt haben, ist es:

* eine *Haltung* zum Hilfesuchenden zu illustrieren, die
* die *Wahrscheinlichkeit* fördert, dass die Gespräche mit den Betroffenen zu
* *Aufmerksamkeit* auf das Wesentliche im Zusammenhang führt und zu
* *Kontakt* von Mensch zu Mensch.

1.2   Krise

Eine Krise ist eine Reaktion auf einen Verlust oder einen drohenden Verlust von etwas, das für die Betroffenen von bedeutendem Wert ist. Es kann sich bei dem Verlust um etwas Handgreifliches – ein »äußeres« Objekt – oder um etwas »Inneres«, das heißt etwas

Psychisches oder Geistiges, handeln. Häufig wird es eine Kombination beider Teile sein, wo es sich zeigt, dass ein konkreter Gegenstand, eine Fertigkeit oder eine Person eine symbolische Bedeutung für die Krisenbetroffenen als Ausdruck z. B. für Liebe, Freiheit oder Selbstwert hat.

Sprachlich hängt das Wort »Krise« mit dem griechischen Wort »*krinein*«, was »zu urteilen« bedeutet, zusammen. Dieser Zusammenhang zeigt, dass die Krise mit schwierigen, aber auch mit wichtigen und konstruktiven Dingen im Leben, wie Beurteilung, (Neu)einschätzung, Werten und Wahl, zu tun hat. Es ist nicht nur ein Unglück, sich in einer Krise zu befinden. Unsere Krisen sind auch Wachstumspunkte. Wenn sich große Veränderungen ergeben, sowohl positive als auch negative, kann es geschehen, dass unsere bisherigen Lebensmuster und unser bisheriges Lebensverständnis mehr oder weniger unzureichend werden, was sehr angstauslösend, aber auch entwickelnd sein kann.

Die Krise kann dadurch ausgelöst werden, dass die Lebensmöglichkeiten geringer geworden sind, wie z. B. bei einer Amputation oder wenn wir einen unserer Angehörigen verlieren. Aber sie kann auch dadurch ausgelöst werden, dass wir selbst es sind, die größer werden, wie z. B. in der Pubertät oder wenn wir zu Hause ausziehen. In beiden Fällen geschieht es, dass wir mit unseren Augen sehen und mit unseren Ohren viel hören, wofür uns die Gewohnheit vorher blind und taub gemacht hat, was sich aber als nützlich erweisen kann, wenn wir darauf aufmerksam werden. In beiden Fällen führt die Krise zu mehr Weisheit und neuer Kreativität bei uns. Die Krise ist deshalb nicht nur etwas Krankes, das wir loswerden sollen. Sie ist ein Stück Leben, das durchlebt werden soll. Sie ist hervorgerufen durch eine Schwierigkeit, durch die wir hindurch wachsen, und sie ist in sich selbst eine Schwierigkeit, durch die wir wachsen werden. Krisenhilfe ist deshalb keine Behandlung oder Problemlösung; Krisenhilfe ist Hilfe zum Wachstum.

Das Augenmerk wird im Folgenden darauf liegen, wie ein Mensch daran mitwirken kann, so ein Wachstum bei anderen anzuregen. Es ist wichtig zu erkennen, dass die Helfenden dies nur auf *indirekte* Art und Weise, d.h. nicht so sehr dadurch, was sie *tun*, sondern vielmehr durch das, was sie *sind*, können. Es geht darum, dass sie als Helfer:

- anwesend sind und zur Verfügung stehen für die anderen als die Personen, die sie sind;
- den anderen aufmerksam folgen, d.h. sie sehen und hören;
- und mit den anderen in passendem Umfang teilen, was mit ihnen selbst während des Treffens geschieht.

1.3 Angst und Grundgefühle

Verdrängungsangst

Das *Erleben* einer Krise ist in erster Linie das Erleben von *Angst*. Ein Teil dieser Angst ist die sogenannte *Verdrängungsangst,* die kleiner wird, wenn sie sich in die Grundgefühle *Freude, Trauer, Wut* und *Furcht* auflöst, und wenn die Krisenbetroffenen den *Beschluss* fassen, den sie *wollen*.

Dass diese Gefühle Grundgefühle sind, bedeutet, dass eines oder mehrere in alle anderen Stimmungslagen, die wir im täglichen als Gefühle bezeichnen, einfließen. Diese können mit der Art und Weise verglichen werden wie die Grundfarben, die in verschiedener Stärke und Mischung in allen anderen Farben vorkommen.

Der übrige Teil der Gefühlszusammensetzung ist kognitiven Ursprungs. Es sind Erinnerungsbilder, Gedanken und die Erwartungen, zu denen die Gedanken und Erinnerungen uns Anlass geben. Z.B. ist Vaterlandsliebe ein komplexes Phänomen, aber es beinhaltet den einfachen Kern der Grundgefühle: Wir freuen uns, wenn wir heim kommen in das Land; wir trauern, wenn wir gezwungen sind, aus dem Land zu flüchten; wir werden wütend, wenn das

Land uns enttäuscht; und wir bekommen Angst, wenn andere es bedrohen.

Zu sehen, zu hören, zu spüren und nach den Grundgefühlen zu fragen, sowohl bei uns selbst als Helfende als auch bei den anderen als Hilfesuchende, ist wichtig. Die Grundgefühle geben nämlich die Richtung und den Gegenstand der psychischen Energie an und leiten zu der wesentlichen Frage hin: was *willst* du? Diejenigen, die auf sich selbst aufmerksam sind, Verantwortung dafür übernehmen, was sie rein faktisch *fühlen* (nicht fühlen *»sollten«*!) und *wollen* (wünschen, nicht *»sollen«*!) und dies an der passenden Stelle den Krisenbetroffenen im Gespräch mitteilen, sind lebendig und wirklich anwesend im Gespräch. Dadurch geben die Helfenden automatisch den anderen die Hilfestellung, eine gleiche Aufmerksamkeit für sich selbst zu entwickeln, was eine gute Hilfe für Wachstum während der Krise ist.

Existenzielle Angst

Die Verdrängung der Grundgefühle und grundlegender Willensbezeugungen (wünschen, hoffen) sind Angst schaffend, und dieser Teil der Angst wird kleiner, wenn einer Person, wie vorher erwähnt, bewusst wird, was sie fühlt und will. Selbst die bewusst gemachte *Furcht* ist eine Erleichterung im Verhältnis zur Angst, weil die Furcht im Gegensatz zur Angst konkret ist und in einem angemessenen Verhältnis zu einer bestimmten Gefahr steht. Dennoch gibt es einen Teil der Angst, der nicht verschwindet. Das ist der Teil, der als existenziell bezeichnet wird, weil er unlösbar mit dem *Existieren* verbunden ist, d. h. zu sein als die, die wir sind, in einer Welt, die so ist, wie sie ist. Das Leben ist und bleibt begrenzt und unsicher für uns: Wir können die anderen, zu denen wir Kontakt suchen, immer nur teilweise erreichen, und wir wissen niemals, wann wir sie verlieren werden. Wir kommen auch nicht darum herum, die ganze Zeit zu *wählen* und für unsere Wahl *Verantwortung/ Schuld* zu übernehmen. »Auch nicht zu wählen, ist eine Wahl«, wie

Sören Kierkegaard (1813–1855), dänischer Philosoph, gesagt hat. Die Wahl geht blind vor sich, weil wir die Umstände der Zukunft, der wir versuchen, uns anzupassen, nicht kennen. Wie wird das Wetter morgen? Wie sind die Liebsten in zwanzig Jahren?

Die Unsicherheit im Hinblick darauf, was ich fühle und *gerade jetzt* will, kann weniger werden. Das kann sie in erster Linie durch ein kontaktvolles Gespräch mit einem Mitmenschen. Der Kontakt und die Selbsterkenntnis macht die *Verdrängungsangst* kleiner. Aber die Unsicherheit gegenüber der Welt, dem Leben und dem Tod, besteht und damit auch der existenzielle Teil der Angst.

Diese existenzielle Angst ist keine Krankheit, und es gibt keine Behandlung, die dabei hilft. Sie kann auch *nicht weg getröstet werden.* Im Gegenteil, die existenzielle Angst ist eine Form von Gesundheit: Sie ist ein Zeichen dafür, dass wir entdeckt haben, wie unsicher und unkontrollierbar das Leben eigentlich ist. Das Einzige, was wir tun können, um nicht in dieser Angst zu ertrinken, ist, ihr ins Auge zu sehen und das Leben, das wir jetzt gerade haben, zu leben. Dann halten wir auf, nach einer Macht über Leben, Tod und Liebe zu greifen, die wir sowieso nicht bekommen können.

Dies gibt die Richtung für die Hilfe für die Betroffenen an: Es geht im Prinzip darum, *in* die Wirklichkeit *hinein* zu helfen, so schwierig sie auch ist, und nicht aus ihr *heraus*. Wenn wir versuchen, die existenzielle Angst zu verdrängen, erreichen wir nichts anderes, als dass *Verdrängungsangst* noch zusätzlich darübergelegt wird: Das ist die Angst, die entsteht, wenn wir Heimlichkeiten vor uns selbst haben, oder anders ausgedrückt, uns nicht in die Wirklichkeit begeben wollen, so wie sie *ist*. »Angst entsteht davon, nicht da zu sein, wo du bist«, wie der amerikanische Psychiater und Psychotherapeut Fritz Perls gesagt hat.

Das folgende Kapitel soll vertiefen, was hier über eine kontaktschaffende *Haltung* zu Menschen in einer Krise und damit zu Angst gesagt wurde.

2

Praktische Richtlinien

2.1 Es ist einfacher, als du denkst

Selbst, wenn das Thema kompliziert ist, braucht es das Gespräch nicht sein. Wenn es als »schwer« erlebt wird, zusammen zu sprechen, liegt es meistens daran, dass es ein Thema gibt, um das du versuchst drum herum zu reden.

Einfach oder leicht

»Einfach« bedeutet nicht unbedingt »leicht«. Wenn das Pflegepersonal es als schwer empfindet, in einer bestimmten Situation anwesend zu sein, dann ist es natürlich schwer für diejenigen, die es erleben, und soll nicht bagatellisiert werden. Es wird deshalb als einfach bezeichnet, damit präzisiert werden kann, worin das Schwere liegt. Wenn es schwer ist, ein existenzielles/geistiges Gespräch zu führen, ist es nicht, weil es kompliziert ist. Es ist möglicherweise schwer aus einem ganz anderen Grund, nämlich, weil der Schmerz über die Schwierigkeiten der Betroffenen und/oder der Schmerz über die eigene Machtlosigkeit in der Situation nicht auszuhalten ist. Es ist also *dieses* Schwere, womit die Helfer umgehen müssen. Zum Beispiel können sie – ganz einfach – dem anderen im Gespräch erzählen, was gerade mit ihnen selbst passiert.

Hilfe heißt nicht immer Rat geben

Wenn die Helfer glauben, dass das Schwere der komplizierten Natur des »Problems« geschuldet ist, ist es das, weil sie das existenzielle/geistige Gespräch mit Beratung verwechseln. Wenn sie einen Rat für den anderen finden wollen, wird es kompliziert. Sie kennen nicht alle Prämissen des Gegenübers; sie sind nicht unbedingt klüger als die Betroffenen; sie haben nicht mehr Macht über die existenziellen Vorgaben, die Leben, Tod, Verlust, Liebe und Schuld heißen. Und letztendlich: Sie werden häufig einen frustrierenden *Widerstand* bei den anderen erleben, einen erteilten Rat – selbst da, wo die anderen direkt darum gebeten haben – anzunehmen. Das Muster wird »*Appell und Ablehnung*« genannt, und es haben schon viele Helfer graue Haare bekommen, wenn der andere auf diese Art und Weise um Hilfe bittet und sie abweist. Werden die Helfer mit diesem Muster konfrontiert, brauchen sie nicht über ihre eigene Unfähigkeit und Machtlosigkeit zu verzweifeln. Es ist auch nicht notwendig, auf die anderen wütend zu werden, weil diese sie in diesen Zustand der Frustration bringen. Stattdessen können sie über ihre eigene Verbohrtheit, dass sie meinen, sie können tüchtig sein (an Stelle der Betroffenen) und Macht haben (über das Leben der Betroffenen), lächeln. Dies ist eigentlich ein kleines Stück Größenwahn! Eventuell können sie den anderen etwas über dieses Stück Selbsterkenntnis erzählen, z. B. etwas in dieser Richtung:

Nun merke ich, dass ich wieder einmal der Versuchung erlegen bin, gute Ratschläge zu erteilen, aber es hat den Anschein, dass du genauso wenig die Erfahrung anderer gebrauchen kannst wie ich selbst, so nun will ich damit aufhören.

Folgendes ist im Prinzip *einfach*, selbst wenn es möglicherweise in der Praxis für eine gewisse Person schwer sein kann (gefühlsmäßig):

- Den anderen nach seinen Grundgefühlen (Freude, Trauer, Wut und Furcht) zu fragen.
- Den anderen zu fragen: »Was willst (wünschst, hoffst) du?«.
- Den anderen zu fragen: »Was tust du oder kannst du dabei tun?«
- Und dem anderen erzählen, was du selbst wahrnimmst, fühlst, denkst, willst (wünscht) und was du gerade in der Situation machst als Helfer.

Persönlich und Privat

Es ist anzumerken, dass die Informationen über die Helfer, an dem die Betroffenen Freude haben, die sind, die mit dem nahen Kontakt zu tun haben. Im Gegensatz dazu sind Details aus dem Leben der Helfer eher irritierend. Wenn dieser Unterschied aufrechterhalten wird, wird es möglich, dass das Gespräch *persönlich* wird, *ohne privat* zu werden. Wenn die Helfer meinen, dass es »schwer« ist, über das Fühlen, das Wollen oder das Tun zu sprechen, ist das, wie gesagt, weil etwas dabei ist, was sie nicht *mögen* und nicht, weil es kompliziert ist. In diesem Fall ist es dieses Unwohlsein, eventuell die Furcht, mit der in der eigenen Arbeitsweise und Selbstreflektion gearbeitet werden sollte.

2.2 Alle wesentlichen Ressourcen, um die Krise zu überwinden, liegen bei den Krisenbetroffenen selbst oder im Feld zwischen euch

Du bist der »Geburtshelfer« für die Klarheit und die Wahl der Hilfesuchenden. Du sollst nicht die Wahl treffen oder »die Lösung« für sie finden.

Was ist wesentlich?

Einige Ressourcen, um Schwierigkeiten zu überwinden, liegen bei den Helfenden, aber die *wesentlichen* Ressourcen liegen bei den Krisenbetroffenen. Das Wesentliche ist, dass die Betroffenen Klarheit über ihr Leben bekommen und die Verantwortung dafür übernehmen. Man kann auch sagen, dass es wesentlich ist, dass die Hilfesuchenden ihre Entscheidung treffen. Dazu können die Helfenden im besten Fall mit ihrer Empathie, ihren klaren Fragen und ihren Lebenserfahrungen *beitragen*. Diese Beiträge von der Seite der Helfer sind wichtige Ressourcen für den anderen, auch wenn sie nicht entscheidend sind.

Andere sehr wesentliche Ressourcen finden sich an einer häufig übersehenen »Stelle«, die weder bei den Krisenbetroffenen noch bei den Helfern liegt. Es ist das *Feld*, das sich aus den *beiden Gesprächspartnern und dem Raum zwischen ihnen* bildet. Das Feld funktioniert wie ein großes Ganzes, wo alle Teile sich berühren (einander bedingen), und wo Veränderungen an dem einen Teil sofort dazu führen, dass das ganze Feld verändert ist.

In der Praxis bedeutet das, dass das Wirksame beim helfenden Kontakt die *Interaktionen* sind, das heißt im Austausch und dem Prozess zwischen den Sprechenden. Beide sind aktiv, im Gegensatz zu der Auffassung, dass der eine etwas *am* anderen macht. Der

Raum zwischen den Sprechenden ist aktiv, nicht leer. Es ist so zu verstehen, dass die *Begegnung* neue Einsichten und neue Ideen schafft, auf die keiner der Gesprächspartner von allein gekommen wäre. So erlebt man ein wertvolles Gespräch: es ist die *Beziehung*, die als drittes, neben dir und mir, uns beide bereichert.

2.3 Gute Hilfe ist Hilfe zur Selbsthilfe, alle andere Hilfe ist übergriffig

*Wenn du Verantwortung **übernimmst**, nimmst du Verantwortung **ab**. Es ist besser dem Hungrigen das Fischen beizubringen als ihm Fisch zu geben.*

Hilfe, ein zweischneidiges Schwert

Es besteht die breite Auffassung, dass Hilfe etwas Gutes ist und dass man so viel davon geben soll wie möglich. Das führt bei den Helfern zum ständigen schlechten Gewissen und Müdigkeit, wobei die Hilfesuchenden ständig in der Rolle des Appellierenden oder des unschuldigen Opfers sind. Das ist für beide Parteien *nicht* gut. Hilfe ist also nicht eindeutig eine gute Sache, ebenso wie Medizin nicht eindeutig gut ist. Zu viel von beiden Teilen ist giftig.

Wer Verantwortung *für* andere übernimmt, übernimmt sie *von* ihnen und das ist im Interesse von niemandem. Die, die andere in der Gewohnheit unterstützen, Dinge von anderen erledigen zu lassen, die sie selbst tun könnten, untergraben deren Initiative und Lebenstauglichkeit. Damit arbeiten sie genau gegensätzlich zu dem Ziel, die existenzielle Angst der Betroffenen zu *vermindern*. Es kommt zu immer neuen Hilfeappellen und es entsteht ein unguter Kreislauf.

Anders ist es, wenn so wenig wie möglich unterstützt wird, d. h. nur in dem Augenblick, in dem die Hilfesuchenden die Unterstützung der Helfenden benötigen, um ihre Balance und Orientierung in ihrem Leben wieder zu erlangen. In der akuten Krise kann »so wenig wie möglich« manchmal sehr viel sein. Das ändert jedoch nichts an dem Prinzip, dass die Betroffenen so schnell wie möglich die Verantwortung für ihr eigenes Leben übernehmen sollen.

Helfersyndrom und das Ausgebrannt sein

In dem Zusammenhang spielt es eine Rolle, ob die Helfer sensibel für ihre eigenen Bedürfnisse von Kontakt und Hilfe sind. Wenn ihnen ihre eigenen Sehnsüchte nicht bewusst sind, kann es passieren, dass sie diese auf den anderen *übertragen*. Das ist das, was man in der Psychologie als *Projektion* bezeichnet. Ohne Sensibilität für den Unterschied zwischen sich und den anderen, versuchen die Helfer sich selbst durch die anderen zu helfen oder mit ihnen als Stellvertreter. Damit ist keinem der Partner gut geholfen. Für die Helfer kann dies zu einem einseitigen, zwanghaften, ungefilterten »*Helfersyndrom*« mit Risiko für »*Ausgebrannt sein*« führen. Und bei den Hilfesuchenden kann es eine mehr oder weniger versteckte Irritation (*Widerstand*) darüber hervorrufen, dass sie unmündig gemacht werden und darüber, dass sie nicht gesehen, gehört und respektiert werden mit ihren wirklichen Wünschen.

Es kann schwer für die Helfer sein, ihre Gewohnheit, zu viel zu helfen, zu ändern, weil das Muster idealisierte Vorstellungen von Güte und Mitmenschlichkeit unterstützt. Die Helfenden mit dem Helfersyndrom können vielleicht eine Zeit ein idealisierendes Bild eines guten mitmenschlichen Helfers aufrechterhalten und dafür gesellschaftliches Lob erhalten, wenn sie so viel wie möglich und nicht so wenig wie möglich für die Hilfesuchenden tun. Die Hilfesuchenden werden dabei zum *Mittel des Zwecks* und nicht mehr das *Ziel* der Bemühungen. Sie werden von den Helfenden benutzt, um ein bestimmtes (stereotypes) Bild als die guten Helfer von sich aufrechtzuerhalten.

Die beste Hilfe, um aus diesem Muster herauszukommen, ist eine *mehr egoistische* und nicht-moralisierende Haltung zu den eigenen Wünschen. Du (als helfende Person; Anm. der Übersetzer) kannst z. B. wählen, deinen eventuellen Wunsch dich auszuruhen, als natürliche Folge deiner Müdigkeit zu sehen, an Stelle von Faulheit. Paradoxerweise hilfst du dem anderen am besten, wenn du auf diese Weise *deine eigenen sogenannten »Bedürfnisse«*, das heißt Wünsche, *ernst nimmt.* Das bedeutet, dass du selbst die Initiative ergreifst, um sie *direkt* zu erfüllen. Das kann sein, indem du deine Wünsche *klar formulierst*, und nicht *indirekt* durch Manipulation und *»Versteckspiele«*. Das bedeutet auch, dass du aufhörst, die anderen zu deinen Stellvertretern zu machen, so wie sie es werden, wenn die Hilfesuchenden etwas tun sollen (z. B. wie »trauern« oder »erwachsen« werden), was den Helfern selbst einmal geholfen hat oder was sie bisher noch nicht geschafft haben, für sich selbst zu tun. Wortwörtlich kann man etwas provozierend sagen, dass die guten Helfer genau das sind, was die meisten fürchten zu sein, nämlich *faul und egoistisch.* Die guten Helfer können durchaus sehr fleißige Menschen sein, aber sie machen so wenig wie möglich *für* den anderen, gleichzeitig damit, dass sie sich bemühen, so viel wie *notwendig* zu machen, so dass die anderen wieder alleine zurechtkommen. Und sie sind als wirkliche Menschen *anwesend*, das heißt mit all ihren Wünschen/Bedürfnissen, die sie auf eine erwachsene Art ausdrücken können, ohne zu moralisieren.

2.4 Wenn du als Helfer nicht weißt, was du sagen oder machen sollst, ist es genau das, was du sagen oder machen sollst

*Ratlos und ziellos zu sein, ist auch ein Teil der Wirklichkeit und die Wirklichkeit ist immer unser best**möglicher** Freund.*

Das »Negative« ist immer das Glaubwürdigste

Viele professionelle Helfer, die Gespräche als Werkzeug nutzen, möchten den Hilfesuchenden immer gerne »etwas sagen« können. Gleichzeitig finden viele das jedoch »schwer«, in Bedeutung von kompliziert oder anstrengend. In Wirklichkeit ist es einfach, etwas zu sagen. Es erfordert lediglich, dass du nicht im Voraus im Kopf die Hälfte aller möglichen Antworten ausschließt, nämlich die, die als »negative« Antworten bewertet werden. Das sind Antworten wie: Ich weiß nicht, Ich kann nicht, Ich will nicht, Ich glaube nicht, und das sind die Antworten, die sogenannte »negative« Gefühle beinhalten wie: Ich bin wütend, traurig oder habe Angst. Wenn du unbedingt etwas sagen willst, selbst wenn du nichts zu sagen hast, kannst du sagen: »Ich weiß nicht, was ich dazu sagen soll«. Du kannst auch die anderen fragen: »Was ist es, was du jetzt gerade von mir hören möchtest?« Und du kannst den anderen mitteilen, was mit dir selbst geschieht, wenn du das hörst oder siehst, was die anderen gerade gesagt oder gezeigt haben. Es gilt auch hier, wenn du meinst, dass es schwer ist, liegt es daran, dass etwas dabei ist, was du nicht magst, nicht, weil es so verworren ist. Es kann sein, dass die Helfenden ihre eigene Machtlosigkeit und Begrenztheit nicht leiden können. Oder, dass sie ihr Selbstbild als grenzenlos freundliche Person aufgeben müssen. Oder, dass sie der Wut der anderen darüber begegnen, dass sie sie enttäuschen und/oder ihnen Widerstand leisten. *Darüber kannst du allerdings auch etwas sagen!* Wenn du in dieser Situation den anderen erzählst, dass du es hasst oder es dir leid tut, ihr Problem für sie nicht lösen zu können, befreist du dich von deiner eigenen dich blockierenden Versuchung. Gleichzeitig zeigst du eine Vertrauen schaffende Ehrlichkeit im Kontakt. Es sind unsere »schwachen« Seiten, die am glaubwürdigsten an uns sind, denn niemand wird Helfer verdächtigen, sich »schlechter« darzustellen als sie sind, wohingegen man sich gut vorstellen kann, dass sie sich »besser« darstellen. Schließlich führt das Sichtbar-machen der eigenen Begrenzung der Helfer dazu, dass die anderen auch leichter mit ihren leben können. Es ist schwer, sich selbst zu vergeben, wenn man einer fehlerfreien oder allmächtigen Person gegenübersteht. So zeigt es sich Mal für Mal, dass das, was im Gespräch erlösend ist und es weiterbringt, die Eigenschaften und Fertigkeiten sind, die als Gegensatz zu der stereotypen Helferrolle, sozusagen in dessen Schatten liegen. Umgekehrt führt der Versuch, den Schatten zu verstecken, dazu, dass der Kontakt zweidimensional oder flach, wie ein Bild ohne Schattenwirkung, wird. Es lässt sich nicht machen, einen Teil von sich selbst – den »negativen« – zu kontrollieren, ohne dass das Treffen im Ganzen von Kontrolle geprägt wird, und das geschieht auf Kosten des lebendigen Kontakts.

Um wessen Schmerz geht es?

Ebenso einfach wie herauszufinden, was du als helfende Person sagen sollst, »wenn du nicht weißt, was du sagen sollst«, ist es, herauszufinden, was du *tun* sollst, »wenn du nicht weißt, was du tun sollst«. Dann sollst du nichts tun – außer eventuell den anderen mitzuteilen, dass es das ist, was du tun wirst und warum. Viele Helfer fürchten die Machtlosigkeit und haben genau deshalb ihre Profession gewählt, im Versuch eigene schmerzliche Erfahrungen zu überwinden. Es ist klar, dass es furchtbar sein kann, nichts am Leid der anderen ändern zu können. Aber dieses Furchtbare soll die Helfer möglichst nicht lähmen und sie nicht stumm machen gegenüber dem noch Furchtbareren, nämlich dass die anderen leiden.

2.5 Lass die Tatsache, dass du ein Problem hast, nicht zu einem Problem werden. Wenn du das machst, hast du zwei Probleme statt einem

Wenn wir uns verbieten, den negativen Teil der Wirklichkeit zu erleben und zu beschreiben, wird das Gespräch verworren (▶ Kap. 2.1) und voller Löcher, in denen kein Kontakt besteht. Damit wird das Negative nicht verändert. Die Betroffenen werden nur damit allein gelassen. Wenn du machtlos bist, hast du ein Problem. Wenn du nichts davon wissen willst, dass du es bist, hast du zwei.

Wenn du die *Machtlosigkeit* zu einem Problem machst, zusätzlich zu der Schwierigkeit, gegenüber der du machtlos bist, hast du dir zwei Probleme an Stelle des einen geschaffen (▶ Kap. 2.4). Ähnliches gilt für eine lange Reihe anderer Zusammenhänge, wenn du versuchst, etwas zu ändern, was nicht geändert werden *kann* (wie z. B. den *existenziellen* Schmerz) und damit bloß das Problem verdoppelst. Es kann im Gespräch beiden Partnern helfen, es einfach hinzunehmen, dass sie betroffen sind (von Schmerz, Schuld, Angst, Einsamkeit, Machtlosigkeit usw.), ohne eine Form von Selbstvorwurf mit einfließen zu lassen (»es ist schlecht von mir, dass ich machtlos gegenüber deinem/meinem Leiden bin«).

Wenn du dieses, dass du ein Problem hast, zu einem Problem in dir selbst machst, verdoppelst du das Problem. Wenn du das Problem akzeptierst, halbierst du es.

Das ist ein Beispiel für das, was Sigmund Freud, ein neurotisches Leid zu einem normalen Leid zu reduzieren, nannte. Machtlosigkeit kann unbehaglich sein, aber sie hat auch einen Vorteil, der häufig übersehen wird. Der Vorteil ist, dass das, was du wirklich nicht tun *kannst*, aus einleuchtenden Gründen auch das ist, was du in der gegebenen Situation nicht tun *solltest*. Im Falle der akzeptierten Machtlosigkeit verstummen Worte wie »sollte« oder »müsste« auf

Grund der einfachen Unmöglichkeit des Handels in der Situation. *Machtlos zu sein bedeutet mit anderen Worten auch schuldfrei zu sein* in dem gegebenen Zusammenhang. Es kann wertvoll sein, daran zu denken, wenn du dich in der oben beschriebenen Klemme von Erschöpfung und schlechtem Gewissen befindest.

2.6 Grenzen schaffen Kontakt

Nimm die Hand eines anderen Menschen, dann weißt du, was es bedeutet. Dort, wo du aufhörst und der andere beginnt – also an den Handflächen –, dort habt ihr Kontakt.

Grenzen definieren dich und die anderen

Grenzen haben viele Funktionen. Sie *trennen*, sie *verbinden*, sie *definieren*, und das sind drei Aspekte der gleichen Sache. De-finieren kommt aus dem Lateinischen *fines*, das genau Grenze bedeutet. Etwas zu definieren bedeutet, einen Gegenstand oder eine Sache zu bestimmen, indem sie von den anderen Gegenständen oder Sachen, die ihnen ähneln oder sich in der Nähe befinden, *abgegrenzt* werden. Das »Negative« einer Grenze, nämlich dass sie beschreibt, was eine Sache *nicht ist* oder wo die Umgebung aufhört, steht dem »Positivem« gegenüber, dass sie sagt, was eine Sache ist und wo die Umgebung ist. *Sein und Nichtsein bedingen sich gegenseitig.* Gleichzeitig gibt die Grenze die Berührungsfläche zwischen den angrenzenden Gegenständen und der Umgebung vor.

Kontakt ist ein Treffen zwischen zwei Grenzflächen, wie du es z. B. erlebst, wenn du die Hand eines anderen Menschen nimmst. Die Haut ist die physische Grenze für die entsprechenden Körperteile und sie ist gleichzeitig Berührungsfläche und Kontaktpunkt zwischen ihnen. Selbst bei toten Dingen wird ein Treffen zwischen den Grenzen wichtig: Hier ist es, wo die chemischen und elektrischen Reaktionen entstehen. Und bei lebenden Organismen wird die Grenzfläche – die Haut – sogar zu einem Kontaktorgan, wie du es unmittelbar z. B. durch die intensive gefühlsmäßige Bedeutung eines Händedrucks erfahren kannst.

Grenzen sind also wichtig. Die Begrenzung der professionellen Helfer ist deshalb – so schmerzhaft das auch sein kann in einer bestimmten Situation – *auch* eine Ressource. Grenzen erlauben beiden Parteien so zu sein, wie sie *sind,* und nicht etwas vorgeben zu müssen, was sie *nicht sind.* Indem wir unsere Grenzen deutlich machen, ermöglichen wir Kontakt, selbst wenn »Hilfe« in der ursprünglich gewünschten Form nicht möglich ist. Die Helfer können z. B. den Hilfesuchenden *nicht* eine neue Kindheit oder einen neuen Partner geben. Aber wenn sie *diese Machtlosigkeit eingestehen* können, gibt es Platz Dinge zu sagen wie:

> *»Ich kann merken, dass ich wütend werde, wenn ich höre, wie sie dich behandelt haben.«*

oder:

> *»Es hört sich nicht so an, als ob sehr viel Wertschätzung für jeden von euch nachbleibt, so wie ihr miteinander sprecht.«*

Die Helfer können es auch nicht ändern, dass für uns alle der Tod ein Teil des Lebens ist. Aber wenn sie diesem ins Auge sehen und dies eventuell den anderen sagen, gibt es Platz, diese gemeinschaftliche menschliche Trauer darüber, dass es so ist, zu teilen. Das kann z. B. so ausgedrückt werden:

> *»Ja, es ist furchtbar, dass wir sterben müssen.«*

In den skizzierten Beispielen ist nichts mehr zu *tun* an dem aufgezeigten Problem; die Grenze ist erreicht. Trotzdem ist dort Platz zusammen zu *sein* als Menschen, die deutlich füreinander werden, indem sie sich in ihren gemeinsamen Grenzflächen spiegeln: Die,

die sie zwischen sich haben, und die, die sie als Menschen gemeinsam haben gegenüber dem Leben und dem Tod. *Machtlosigkeit verhindert nicht Kontakt. Kontakt wird jedoch dadurch verhindert, dass du absolut Macht haben willst* (»das mit dem Tod händeln« zu können), so dass du über deine Machtlosigkeit wütend oder beschämt wirst und versuchst, dies gegenüber den anderen zu verstecken.

Grenze oder Distanz?

Wenn darüber gesprochen wird, dass eine sogenannte »professionelle *Distanz*« notwendig ist, um sowohl die Helfer als auch die Hilfesuchenden zu schützen, handelt es sich in Wirklichkeit meistens nicht um die Notwendigkeit, *Abstand* zu den anderen zu schaffen. Es handelt sich vielmehr um die Notwendigkeit, Grenzen deutlich zu machen, nicht bloß aus Gründen des Schutzes, sondern mehr aus Gründen des Kontakts. Undeutliche Grenzen benötigen ein breites Niemandsland. Das kann sich äußern in:

* *physischem* Abstand, wenn man z.B. einen Schreibtisch zwischen sich und den anderen braucht oder am Bett stehen bleibt, statt sich zu den Patienten zu setzen.
* *emotionalem* Abstand, wo das Gespräch durch zensierte, nicht spontane Ausdrücke und »Geheimnisse« zwischen den Sprechenden geprägt ist.
* Abstand zu den *Problemen* der anderen. Wenn die Helfenden ihre Begrenzung über ihre Fähigkeit, »mit dem Tod umzugehen«, oder ihrem Willen, »Zeit zu haben«, nicht erkennen und mitteilen wollen, dann gibt es eine ganze Reihe Themen, die die Hilfesuchenden am liebsten nicht ansprechen sollten und das gemeinsame Gespräch wird zu zwei Monologen. Dagegen machen klare Grenzen es möglich, einander näher zu kommen, so wie es z.B. in den untenstehenden Sätzen ausgedrückt wird:

>*»Selbst, wenn ich nicht sehen kann, wie ich dein Problem lösen könnte, will ich gerne hören, was du darüber zu sagen hast.«*

>*»Ich bleibe gerne noch eine Viertelstunde, auch wenn bereits Feierabend ist. Wenn sie vorbei ist, gehe ich. Dann können wir morgen weitersprechen, wenn du Lust hast.«*

(Hier soll es nicht heißen *»könnte bleiben«* oder nicht *»muss ich gehen«*; das vermittelt, dass es eine Wahl oder eine Priorität gibt, selbst wenn beide Partner wissen, dass es so ist).

>*»Nein danke, ich will nicht kommen und dich besuchen, wenn du nach Hause kommst. Zum einen kann ich das nicht schaffen mit allen Patienten, die durch die Abteilung gehen; zum anderen wird das immer eine andere Beziehung, wenn man sie aus dem Zusammenhang hier nimmt. UND du bist willkommen, hier vorbeizukommen und uns hier zu begrüßen, wenn du Lust bekommst.«*

>*»Mir geht es gut damit, deine Hand zu halten. UND ich werde dich nicht umarmen. Gerade jetzt wäre das zu dicht für mich.«*

»Ja« und »Nein« bedingen sich gegenseitig

Die angeführten Beispiele für grenzsetzenden Ausdruck haben gemeinsam, dass die Helfer klar sagen, sowohl was sie *wollen* (wünschen) als auch was sie *nicht wollen* (nicht wünschen). *Ja und Nein, will und nicht will, bedingen sich gegenseitig.* Beide Teile sind nötig, um eine Grenze deutlich zu machen. Eine Grenze hat nämlich von Natur aus *zwei* Seiten: Die, die sich den anderen zuwendet (die Ja-Seite), und die, die sich von den anderen abwendet (die Nein-Seite). Wenn die anderen wissen, was sie bekommen können und was nicht, geschehen zwei Dinge: Sie können sich freuen über das, was zu bekommen ist, solange es zu bekommen ist; und beide Partner entgehen den Manipulationen und den Grenzerprobungen, in dem

Versuch mehr zu bekommen als möglich ist: z. B. mehr Service für die Hilfesuchenden oder mehr Freizeit für die Helfenden. *Wenn sowohl ja als auch nein, will ich oder will ich nicht, klar ausgesprochen werden,* als *Feststellung* ohne Feindlichkeit oder Moralisierung, wird die Grenzsetzung zum *Kontakt* und nicht zur Abweisung.

2.7 Du kannst nicht verändern, was du nicht akzeptierst

Die Veränderung, an die gedacht wird, ist psychisches und geistiges Wachstum. Menschen gedeihen und wachsen nur in der Art Beziehung, in der sie sich fundamental akzeptiert fühlen, als der der sie sind.

Die paradoxale Theorie über Veränderung

Die Überschrift für diesen Abschnitt ist der Ausdruck des Tiefenpsychologen C. G. Jung für eine wesentliche psychotherapeutische Einsicht (Jung 1948). Es ist die gleiche Einsicht, die der Psychiater und Gestalttherapeut Arnold R. Beisser (1925–1991) *Theorie über das Paradox der Veränderung* nennt, und die er auf diese Weise formuliert: »Ein Mensch verändert sich *nicht,* solange er versucht zu werden, was er *nicht* ist, sondern erst, wenn er sich voll und ganz damit identifiziert, was er *ist*« (Beisser 1971). Es ist paradox, d. h. offenbar sich selbst widersprechend, dass du »werden kannst, was du bist«. Und es ist paradox, dass es wichtig ist, als der akzeptiert zu werden, der du bereits bist, von dem, der gerne daran mitwirken will, dass du dich veränderst. Aber wenn über die menschliche Beziehung gesprochen wird, wie in der Erziehung, in psychischem/geistigem Wachstum und von der gegenseitigen Einwirkung in einer Paarbeziehung, wird es verständlich, was die Theorie beinhaltet.

Erziehung, die in einer Atmosphäre stattfindet, die von Nichtakzeptanz oder der Furcht vor Verlust der Akzeptanz (Liebe) geprägt ist, bringt vielleicht eine Form von Veränderung mit sich, aber kein *Wachstum*. Eine gesunde Erziehung setzt Grenzen und sorgt dafür, dass die Handlungen auf eine natürliche Art Konsequenzen haben, aber sie droht oder straft nicht mit dem *Verlust von Liebe*. Das wäre destruktiv, und es würde höchstens zu einer oberflächigen Anpassung an die gestellten Anforderungen führen – gekoppelt mit einem versteckten oder offensichtlichen Protest und einer Tendenz zu »schummeln«, wo es irgendwie möglich wird.

Das Wachstum von Ehepartnern in Richtung einer größeren Anpassung aneinander kann auch nicht in einer Atmosphäre von Nichtakzeptanz oder bedingter Akzeptanz geschehen. Wenn die Partner sich nicht sicher fühlen in der grundlegenden Akzeptanz der anderen als ihrer selbst, als Mensch und als Partner (der, der man *ist*), werden sie nie *Lust* bekommen, ihr Verhalten (das, was man *tut*) in eine Richtung zu ändern, die die anderen sich wünschen. Ohne diese Akzeptanz werden sie sich höchstens aus *Furcht* ändern, mit allen negativen Konsequenzen, die Furcht in einer engen Beziehung hat.

Ähnliches geschieht auf der inneren Ebene: Solange du versuchst, dich zu »verbessern«, ohne dass du die grundlegende Akzeptanz von dir als Person hast, wirst du entdecken, wie die Versuche die ganze Zeit von einem inneren Protest sabotiert werden. Das ist im Prinzip ein gesunder Protest dagegen, dass du dir deine Existenzberechtigung durch deine Leistung *verdienen* musst. Das kann auch als Protest, *für seine Liebe bezahlen* zu müssen, bezeichnet werden. Der innere Krieg endet erst, *wenn du der wirst, der du bist*, in der Bedeutung: nimm deine Natur ernst, ohne sie zu verurteilen. Und erst dann wird eine echte Verwandlung (Wachstum) möglich.

»Akzeptieren« bedeutet in diesem Zusammenhang nicht unbedingt das gleiche wie einen gegebenen Charakterzug oder Verhalten bei sich selbst oder einem anderen *mögen* zu müssen. Es bedeutet »beachte sie«. Es gilt hier wie in allen anderen Beziehungen, dass du dir nur Hoffnung darauf machen kannst, die Wirklichkeit zu verändern, indem du Kontakt zu ihr aufnimmst, ohne deine Erkenntnis, was *ist*, die Träume, *was sein könnte*, stören zu lassen.

Wachstumsveränderung und Produktionsveränderung

Der akzeptierte Kontakt, d. h. der Kontakt, der frei von Macht, aufmerksam und ehrlich ist, ist ein Treibhaus für menschliches Wachstum. Wachstum ist eine *indirekte* Veränderung, weil höchstens die Bedingungen dafür geschaffen werden können; danach schafft das Wachstum sich selbst – wenn es das denn tut. Wachstum ist außerdem eine *paradoxale* Veränderung, weil der Organismus, der sich durch Wachstum verändert, gleichzeitig im Wesentlichen *er selbst bleibt*. Der Organismus tritt nach dem Wachstum in einer neuen Form hervor, wie der Samensprossen im Verhältnis zur Frucht oder der Erwachsene im Verhältnis zum Kind; aber alle neuen Eigenschaften, die sich nach der Veränderung entfalten, waren bereits (mehr oder weniger sichtbar) schon vorher in dem betroffenen Organismus vorhanden.

Es ist wichtig, diesen organischen Typ der Veränderung, die *Wachstumsveränderung*, nicht mit dem anderen Typ Veränderung, der Produktionsveränderung, zu vermischen, die in unserer modernen naturwissenschaftlich orientierten Gesellschaft, und damit auch in unseren Krankenhäusern, eine große Rolle spielt. Dieser andere Typ der Veränderung ist die *Produktionsveränderung*. Sie handelt davon, durch direkte, machtvolle Einwirkung die Dinge *zu etwas anderem zu machen als das, was sie sind*; und dieses andere ist vorher festgelegt als ein wohldefiniertes Ziel bei dem, der versucht, die Veränderung zustande zu bringen. Die Bestrebungen, eine Produktionsveränderung zu schaffen sind häufig relevant, aber nicht immer. Eine Produktionsveränderung hat seinen Sinn, wenn man industrielle Einheiten wie Autos und Häuser und andere tote Dinge produzieren soll; und sie kann auch Sinn machen im Zusammenhang mit Lebewesen, z. B. wenn es darum geht, Analphabeten zu Lesenden zu machen, und im Ganzen genommen, wenn es sich um den *Tun-Plan* (Verhalten) im Gegensatz zu dem *Sein-Plan* (die Gedanken, Gefühle und Wünsche eines Menschen) dreht.

Ein langes Stück des Weges ist es angemessen, das Produktionsmodell anzuwenden, wenn es gilt, Bettentage zu produzieren und Kranke gesund zu machen. Der Prozess, einen Blinddarm zu entfernen, ist nicht dialogisch, er ist produktionsartig. *Aber das Produktionsmodell ist nicht relevant, wenn es um Menschen geht, die es schwer haben.* An den Weggabelungen des Lebens müssen die Menschen zu ihren eigenen Werten Stellung beziehen, nicht zu denen der Helfer, und eine Wahl treffen, für die sie selbst und nicht die Helfer den Preis bezahlen und mit den Folgen leben müssen. Deshalb gilt, wie bereits gesagt (▸ Kap. 2.2), dass alle *wesentlichen* Ressourcen, um die Schwierigkeiten zu überwinden, bei den Betroffenen selbst liegen und nicht bei den Helfern. Sie können höchstens ein Geburtshelfer oder Katalysator für den eigenen Prozess der Hilfesuchenden sein.

Pflege und Behandlung

Eine spezielle Schwierigkeit, z.B. für Pflegefachkräfte, ist es, dass beide Veränderungsmodelle ständig in der täglichen Arbeit relevant werden können und das häufig zu ein und derselben Zeit. *Behandlung* (die produktionsgeprägt ist) und *Pflege* (die sozial geprägt ist) gehen die ganze Zeit Hand in Hand im Krankenhaus. Das Ziel muss sein, dass beide in einer höheren Einheit aufgehen, ohne dass man sie in konkreten Situationen verwechselt. Dass die Patienten wünschen, ihren Blinddarm von einem Experten auf diesem Gebiet behandeln zu lassen, heißt nicht, dass sie auch wünschen, ihr *Leben* behandeln zu lassen, oder dass es dafür Experten geben müsste.

Das verlangt, dass die Helfer im Gespräch die anderen nicht dahin lenken, wo sie selbst hinwollen. Dies ist vergleichbar damit, dass du den Partner nicht lenken sollst, wenn du dich bei einem Tanz mit ihm zur Musik bewegst. Stattdessen sollst du dich mit dem anderen dahin *führen* lassen, wo die Musik hin will. Dagegen darfst du gerne etwas für die anderen wollen, im Sinne von etwas *wünschen* für oder mit ihnen und dies ausdrücken. Erst wenn du *Macht* hinter deinen Wunsch setzt, wird es ein Problem für den Kontakt. Die Helfer dürfen also sehr gerne *willig sein*, im Sinne von: zur Verfügung stehen für die anderen und den gemeinsamen Prozess. Willig zu sein, ein Gespräch zu führen, ist förderlich dafür; das Gespräch bestimmen zu wollen, zerstört es. Dialog bedeutet, die anderen dazu *einzuladen* zu reagieren, ohne ihnen diktieren zu wollen, *wie* sie zu reagieren haben.

2.8 Trost ist, dass es keinen Trost gibt

Das bedeutet zum einen, dass es niemanden tröstet, die Wirklichkeit zu leugnen. Zum anderen liegt mehr Hoffnung für die Menschheit darin, dass z. B. eine Mutter untröstlich über den Verlust ihres Kindes weint, als dass es einen »Trost« geben würde, der sie gleichgültig über ihren Verlust machen würde.

Die »beschwerlichen« Gefühle

»Trost« ist im hilfreichen Gespräch eine problematische Sache. So wie man das Wort normalerweise versteht, bedeutet es den Versuch, die »beschwerlichen Gefühle« Trauer, Wut und Furcht verschwinden zu lassen. Das beinhaltet, dass man dem Erleben der Hilfesuchenden widerspricht, d. h. dass man durch Überreden, Bagatellisieren und Ablenkung versucht, sie dazu zu bringen, andere Gefühle zu fühlen als sie sie tatsächlich fühlen, und im Großen und Ganzen etwas anderes zu erleben als sie tatsächlich erleben.

Vielleicht meinen die Helfer, dass diese anderen Gefühle und Erlebnisse »besser« seien für die Patienten, aber dann sollten sie sich mit ihnen zumindest in dieser Sache beraten. Und vielleicht handelt es sich in Wirklichkeit am allermeisten darum, dass die Helfer selbst lieber davon frei sein möchten, der Trauer, Wut und Furcht, Erleben von Verlassenheit, Schuld, Scham, Hoffnungslosigkeit und Sehnsucht nach dem Tod der anderen zu begegnen.

Gefühle sind Medizin, keine Krankheit

Wenn es wirklich glücken sollte, auf diese oberflächliche Art und Weise, d. h. durch Widersprechen, Gefühle und andere Erlebnisse der Hilfesuchenden zu verändern, wäre es lediglich *Symptombehandlung.* Unsere Gefühle entstehen in der Wirklichkeit, in der wir uns befinden, z. B. wenn es so aussieht, dass wir bald jemanden verlieren werden, den wir lieben. Vielleicht ist unsere Deutung des Erlebten – und damit die Gefühle – beeinflusst von ähnlichen Vorstellungen, die keine Gültigkeit haben in dem gegebenen Zusammenhang. In dem Fall kann das hilfreiche Gespräch die Gefühle *indirekt* durch eine Bearbeitung der Übersetzung dessen, was die Patienten hören und sehen, bearbeiten. Z. B. kannst du als Helfer den Patienten mitteilen, dass Krebs nicht immer tödlich ist oder dass der Sterbeprozess nicht zwangsläufig körperliche Schmerzen mit sich führen muss. Aber häufig kannst du die schmerzliche Wirklichkeit nicht verändern (z. B. in dem du eine Behandlung anbieten kannst). Häufig kannst du auch nicht auf eine realistische, rechtfertigende Art und Weise *die Auffassung* der Wirklichkeit verändern, weil die anderen *recht haben,* z. B. darin, dass das, was passiert, »sinnlos« oder »ungerecht« ist. Und wenn du in diesen Situationen versuchst, den Patienten *diese Gefühle, die angemessen sind in der Situation,* abzusprechen, erweist du ihnen einen »Bärendienst«, also einen Dienst, der gegen die eigentliche Absicht wirkt. Es ist z. B. angemessen zu trauern, wenn du jemanden verloren hast, wütend zu werden, wenn du einem Übergriff ausgesetzt bist, und sich zu fürchten, wenn etwas Unbekanntes sich nähert oder wenn die eigenen Interessen bedroht sind. *Es sind nicht die Gefühle, die das Problem sind*, wenn sie denn einigermaßen zu der aufgefassten Wirklichkeit passen. Es ist *die Wirklichkeit*, die das Problem ist, wenn sie nicht gibt, was wir haben wollen oder uns etwas gibt, von dem wir lieber frei wären. Dieser schwierigen Wirklichkeit ins Auge zu sehen, hilft uns dabei, in und mit ihr leben zu können. Indem wir der Verdrängung unserer Gefühle entgehen, sparen wir an der psychischen Energie.

Gefühle sind keine Krankheit, sie sind Medizin. Freude hilft uns anzunehmen. Trauer hilft uns loszulassen. Wut hilft uns Grenzen zu setzen und das zu ändern, was uns schadet. Und Angst hilft uns Gefahren aus dem Weg zu gehen oder uns dagegen zu verteidigen. »Nur ein Narr fürchtet nicht das Meer«, wie es unter Seglern heißt.

Es ist der Kontakt, der tröstet

In diesem Zusammenhang tröstet am stärksten, wenn wir die Erlaubnis bekommen, das zu fühlen, was wir fühlen und im Ganzen das zu erleben, was wir erleben, ohne dass es »weggetröstet« werden soll. Die Nichtannahme der Gefühle der anderen schafft Abstand. *»Nun musst du nicht so traurig sein deshalb«* wird erlebt wie *»Du fühlst verkehrt«* und *»Ich will nicht zusammen sein mit deiner Trauer«*. Dies gilt auch in Verbindung mit dem »Gefühl« (oder eher *Erlebnis*), das für die gewohnheitsmäßigen Tröster am schwersten auszuhalten ist, ohne es absprechen zu wollen, nämlich das, das lautet: *»Ich spüre, dass ich nicht gut genug bin«*. Hier wird der Widerspruch *»Doch, du bist!«* nur bewirken, dass die Betroffenen außer ihrem Minderwertigkeitsgefühl nun auch noch Einsamkeit erleben. (Siehe mehr unter den Beispielen im nächsten Kapitel.) Wenn dagegen die Helfenden einen Raum für die Gefühle schaffen und nach dem Erlebten fragen, vermitteln sie den *Kontakt*, der der *echte Trost* ist. Wenn zwei Menschen zusammen auf das Schwere im Leben sehen und gemeinsam die Herausforderung oder Bürde zur Kenntnis nehmen, geschieht etwas mit dem Schweren, so dass es etwas leichter ist, ihm zu begegnen oder es geschieht etwas mit den Betroffenen, so dass sie mehr Kraft bekommen, das Schwere auszuhalten. Es ist viele Male das Einzige, womit ein Mensch dem anderen helfen kann – *und* das ist auch nicht so wenig.

Es gibt auch noch einen anderen Aspekt in der Aussage, dass der Trost ist, dass es keinen Trost gibt. Wenn z. B. eine Mutter eines in einem Verkehrsunfall gestorbenen Kindes in einer Art getröstet werden könnte, dass sie nichts »Negatives« mehr fühlen könnte an dem, was geschehen ist, so wäre dies schließlich schlimmer als ersteres. *Trauer ist eine heimatlose Liebe,* und es wäre trostlos, wenn Liebe weg getröstet werden könnte.

2.9 Die Hilfesuchenden benötigen keinen Trost, sondern Liebe

»Liebe« wirkt wie eine Bestätigung, dass ich bin – *auch wenn die Bestätigung die Form einer Konfrontation hat.*

Ich bestätige jemanden darin, dass er ist, durch den Prozess: Ich sehe dich, ich höre dich und ich antworte *(d. h. ich erzähle dir etwas davon, was ich wahrnehme und was das mit mir macht). Zusammenfassung:* Zu lieben ist zu sehen, zu hören und zu antworten.

Liebe ist kein Gefühl, sondern ein Zustand, der Anlass zu Gefühlen gibt

Im vorigen Abschnitt wurde zwischen richtigem und falschem Trost unterschieden und der richtige Trost wurde als Kontakt definiert, der auf dem gemeinsamen Erkennen der gegebenen Wirklichkeit beruht. Man kann auch sagen, dass der echte Trost Liebe ist. So wird es zwischenzeitlich notwendig zu präzisieren, was »Liebe« bedeutet als Ausdruck für den helfenden Kontakt, im Gegensatz zu der farbenreichen und sentimentalen Bedeutung, die das Wort in einer Reihe anderer Zusammenhänge hat.

Liebe ist im Zusammenhang dieses Kapitels kein *Gefühl* oder auf jeden Fall nicht ein bestimmtes Gefühl (wie die Bedeutung des Wortes bei den Grundgefühlen, d.h. Freude, Trauer, Wut und Furcht, ▸ Kap. 1.3). Die Bedeutung in diesem Zusammenhang passt zu der Bedeutung, die das Wort in der christlichen Botschaft über die Nächstenliebe hat: Du sollst deinen Nächsten (d.h. Mitmenschen) lieben wie dich selbst (Matthäus 22,39). Mit diesem Gebot ist nicht die Rede davon, dem Volk zu befehlen, etwas Bestimmtes zu *fühlen,* das wäre sinnlos. Es sagt dagegen etwas über eine bestimmte Art und Weise, sich seinen Mitmenschen gegenüber zu *verhalten.* Liebe ist eine Beziehung, in der wir die anderen als bedingungslos wichtig betrachten und behandeln. »Bedingungslos« bedeutet: egal, ob sie es sich verdient haben oder nicht. *Liebe ist eine Beziehung, in der wir den anderen geben, was sie brauchen – nicht das, was sie sich verdient haben.*

So eine Beziehung haben wir automatisch zu denen, in die wir verliebt sind oder die mit uns verwandt sind; und das christliche Gebot der Nächstenliebe ist eine kräftige Aufforderung dazu, dass wir *alle* Menschen auf diese Art und Weise behandeln sollen, selbst wenn das in der Beziehung zu entfernteren oder direkten Gegnern nicht von selbst kommt, weil sie nicht unmittelbar genauso wichtig sind wie unsere Nächsten.

Wenn die anderen wichtig sind, dann führt diese Beziehung, die also in sich selbst kein Gefühl ist, *zu* den verschiedenen Grundgefühlen: Freude, Trauer, Wut und Furcht, abhängig davon, was in der Beziehung geschieht. Wir freuen uns, wenn es gut geht; sind wütend oder traurig, wenn es schlecht geht; und ängstlich, wenn die Beziehung bedroht ist. Es ist genau deshalb, weil die anderen wichtig sind, dass wir etwas fühlen; das gilt auch für die sogenannten »negativen« Gefühle (Trauer, Wut, Angst). Selbst *Wut,* ein Gefühl, das viele in einer persönlichen Beziehung fürchten, ist also nicht der Gegensatz zur Liebe; sie kann im Gegenteil sogar ein Ausdruck von Liebe sein. Der eigentliche Gegensatz zur Liebe wäre Gleichgültigkeit.

Die Wahrheit gibt Energie – und Kontakt

Der Grund für diese Bemerkung ist, die Helfer darin zu unterstützen, ehrlich zu sein mit *allen* ihren Gefühlen im Kontakt, auch den traditionell »verbotenen« Gefühlen. Als verboten gelten häufig Trauer, Wut und Furcht; aber viele verbieten sich auch *Freude* zu fühlen und darüber zu sprechen, da wo sie denken, dass es unpassend ist. Viele würden sich z.B. verbieten, Freude darüber zu empfinden, dass sie selbst gesund, jung und Überlebende sind, da wo andere krank, alt, sterbend oder tot sind. Diese innere Zensur kann auf der Vorstellung beruhen, dass eine solche Freude Schadenfreude ist, was sie absolut nicht sein muss. Oder sie kann auf einem Stück *magischen Denkens* beruhen, d.h. auf der Furcht, selbst von der Nemesis (dem Schicksal des Neiders) getroffen zu werden. Aber die Verdrängung von Gefühlen hat viele schädliche Wirkungen:

- Verdrängung kostet Energie bis zur *Erschöpfung*.
- Die verdrängten Gefühle werden zu *Angst* (▶ Kap. 1.3) oder *Schuldgefühlen* (z.B. die Schuldgefühle der Überlebenden nach einer Schiffskatastrophe, wenn sie sich verbieten, sich zu freuen, dass sie überlebt haben).
- Die fehlenden Gefühle verhindern den *Kontakt*, der der wichtigste Teil im Einsatz der Helfer ist.

Liebe ist ein Prozess

Alle echten Gefühle führen zu Kontakt, wenn sie ausgedrückt und mit dem verbunden werden, was im Übrigen in der Situation geschieht (was ich sehe, höre und will). Kontakt macht *Liebe* möglich, weil Liebe eine besonders intensive Form von Kontakt ist, und weil Liebe ohne Kontakt eine Sinnlosigkeit ist. Der gemeinsame Nenner für alle Stufen von Liebe, von der heißesten Verliebtheit bis zum alltäglichsten professionellen Kontakt (*wenn* man diesen als liebevoll erlebt), ist ein intensiviertes Erlebnis davon, dass *ich bin*, sowohl als Geber und Empfänger von dem, was im Kontakt geschieht. *Dies gilt auch, wenn der Kontakt in Form einer Konfrontation geschieht!* Vergleiche, was hier (► Kap. 2.6) über Kontakt beim Treffen von zwei Grenzflächen geschrieben ist. Der *Prozess* der Liebe ist:

* die anderen zu *hören* und zu *sehen*
* den anderen zu *erzählen*, was ich sehe und höre
* den anderen zu erzählen, was das Gesehene und Gehörte *mit einem macht*, sowohl auf der Gefühls- als auch auf der Willensebene

Der Prozess der Liebe ist also: *zu sehen, hören und reagieren.* Wenn die sogenannten »negativen« Gefühle und andere Reaktionen (Z. B. »will nicht« und »kann nicht«; ► Kap. 2.4) nicht länger wegzensiert werden müssen, wird es möglich, seinen Mitmenschen zu lieben, selbst wenn ich todmüde bin und gefühlsmäßig den größten Abstand habe.

> *Ich habe gesehen, dass du versuchst, Blickkontakt zu bekommen, und ich kann hören, dass du weinst;* UND *gerade im Moment habe ich kein Gefühl übrig in mir. Ich habe auch keine Zeit, weil es etwas anderes gibt, das ich nicht versäumen will. Du musst allein zurechtkommen bis wir uns morgen wiedersehen.*

Dieser Satz ist der Ausdruck für den Alptraum einer Pflegekraft in Machtlosigkeit, Erschöpfung, Ressourcenmangel und minimaler Fürsorge für den Patienten. Trotzdem werden die Patienten mit großer Wahrscheinlichkeit den Kontakt *als Wohltat* empfinden, weil sie von einem Mitmenschen *gesehen, gehört und ernst genommen* wurden, der, *ohne sich zu entschuldigen,* seine eigene Wirklichkeit ernst nimmt und die Zukunft offen hält dadurch, dass er in »*Gerade-jetzt-Zeit*« spricht.

2.10 Das Leben ist weder gerecht noch ungerecht. Es *ist* einfach, bis es nicht mehr ist

Menschen, die entdeckt haben, dass sich im Leben Schuld und Schicksal nicht bedingen, sollen nicht darin unterstützt werden, blind für diese Erkenntnis zu werden. Tröstlich ist, dass es keinen Trost gibt (▶ Kap. 2.8): Das Leben ist *ungerecht und deshalb ist es nicht (allein) deine Schuld, dass du krank geworden bist.*

Leiden wird mit Strafe verwechselt

Menschen in einer Krise werden häufig von Schuldgefühlen geplagt. Bei Menschen im Krankenhaus kann sich das in der Vorstellung ausdrücken, dass die Krankheit eine Form von Strafe ist. Vielleicht gehört diese Vorstellung zu einem bestimmten religiösen Muster bei den Betroffenen. Aber auch viele Menschen, die behaupten, dass sie »nicht an etwas glauben«, werden mit Aussagen kommen wie:

Was habe ich getan, dass mir dies geschieht?

oder:

Ich finde, ich/du/er/sie hätte es besser verdient!

Diese Ausdrücke zeigen etwas vom bewussten oder unbewussten geistigen Überbau oder Referenzrahmen des Patienten. Sie hängen zusammen mit der Vorstellung, dass das Leben so gerecht ist, dass es uns das gibt, was wir verdienen. Die Guten (die Ordentlichen, Pflichterfüllenden, Rücksichtsnehmenden) können erwarten, dass es ihnen gut geht, und die Schlechten (die Schlampigen, Unzuverlässigen, Egoistischen) können erwarten, dass es ihnen schlecht geht. Manchmal kann dies eine Frage der guten oder schlechten Moral sein. Ein anderes Mal kann dies eine Frage der guten Ernährungsgewohnheiten, psychologischen Bewusstseins oder anderer Dinge sein, die in sich selbst weder moralisch noch unmoralisch sind, aber in der Praxis trotzdem als »Verdienst« fungieren im Verhältnis zu der vom Schicksal drohenden »Strafe«.

Wenn Menschen in einer Krise im Stande sind, an so einer Vorstellung festzuhalten, dass es uns nach dem »Verdienst« geht, und es sieht aus, als wenn sie sich dadurch getröstet fühlen, soll man sie vermutlich nicht darin mit einer Gegenvorstellung stören. Etwas anderes ist es mit den Patienten, die wie angegeben darüber *klagen*, dass ihre Vorstellung dabei ist zusammenzubrechen oder bereits zusammengebrochen *ist*. Hier fühlen sich die Pflegekräfte vielleicht verpflichtet mit einer Antwort zu kommen, die das alte Muster unterstützt. Da dies in der Regel unmöglich ist (unter anderem, weil es im Ganzen unmöglich ist, das Erleben der anderen zu ändern) führt dies zum Erleben von Machtlosigkeit bei den Pflegekräften, die frustrierend ist (wenn sie nicht bereits entdeckt haben, dass es erlaubt ist, durcheinander zu sein, ► Kap. 2.4). Und dann kann es leicht geschehen, dass sie versuchen, die schmerzlichen Punkte zu umgehen oder den Kontakt insgesamt meiden. Das ist die Art Situationen, in denen man mit der Stoppuhr messen konnte, dass die Besuche des Personals im Zimmer der Betroffenen weniger und kürzer wurden.

Stattdessen kann man wählen, *fallen zu lassen, was nicht stehen kann.* Die Patienten haben nämlich recht in ihrer neuen Auffassung: das Leben ist *nicht* gerecht, und wenn uns jemand das versprochen hat, hat er gelogen. Es geht streng genommen nicht darum, dass das Leben *ungerecht* ist. Es handelt davon, dass es *weder* gerecht noch ungerecht ist. Es *ist* einfach. Gerechtigkeit ist ein gesellschaftlicher Begriff, den die Natur nicht kennt, ausgenommen die Form von Gerechtigkeit, die darin liegt, dass sie ohne Rücksicht auf das Ansehen der Person *alle* straft, die ihre Gesetze übertritt.

Die Sicht des Christentums auf die Gerechtigkeit und Ungerechtigkeit des Lebens

Einige Menschen sind der Auffassung, dass das *Christentum* ein System ist, das garantiert, dass es den Guten gut geht und den Bösen schlecht. So lange es aussieht, als ob diese Auffassung eine Hilfe für sie ist, kann es nicht das Recht oder die Pflicht der Helfer sein anzufangen, dies mit ihnen zu diskutieren. Aber falls Menschen Probleme mit dieser Auffassung bekommen, weil es nicht länger so aussieht, als sie trägt, kann es nützlich sein zu wissen, was der Begründer des Christentums, Jesus Christus, über das Verhältnis zwischen Schuld und Schicksal gesagt hat. In den Geschichten vom verlorenen Sohn (Lukas 15, 11–32) und den Arbeitern im Weinberg (Matthäus 20, 1–16) wird deutlich, dass *er* uns nicht versprochen hat, dass es nach dem geht, was wir verdient haben. In beiden Geschichten geht es glücklicherweise *besser* aus als die Hauptpersonen es verdient haben! Ganz klar sind auch die Worte Jesu in Matthäus 5,45, wo er sagt, dass Gott »seine Sonne über den Guten und über den Bösen aufgehen und es über den Gerechten und den Ungerechten regnen lässt«. Das heißt, dass die Willkürlichkeiten des Lebens, sowohl die guten als auch die schwierigen, zu uns kommen, ohne Rücksicht darauf, was wir »verdient« haben. Jesus sagt also dasselbe über die Ereignisse des Lebens, wie jeder von uns beim Blick darauf selbst feststellen kann: nämlich, dass die Naturgesetze nicht mit den Moralgesetzen in Einklang sind. Laut Jesus besteht Gottes Hilfe nicht im garantierten Wohlergehen, sondern in Gottes Mit-gehen, das heißt, dass Gott *mit* den Menschen geht in guten *und* in schweren Zeiten.

Erklärung ist kein Trost

Dies ist beides, eine Schwierigkeit *und* auch eine Befreiung. Die Schwierigkeit ist, dass wir unser Schicksal nur in sehr begrenztem Umfang kontrollieren können. Die Feststellung, dass die Wirklichkeit so *ist*, wie die von der Krise Betroffenen sie erleben (und sie weiter erleben werden, trotz allen Trostes), beinhaltet jedoch auch eine Erleichterung: Dann ist man zumindest nicht verrückt! Und wenn ein anderer die erlebte Wirklichkeit akzeptieren kann (nicht notwendigerweise »objektiv«, aber als *Erlebnis*), ist man zumindest nicht so einsam (selbst dann nicht, wenn man verrückt sein sollte). Außerdem gibt es die Erleichterung, dass *nicht alles, was uns geschieht, ohne weiteres unsere Schuld ist.* Es wäre nicht sehr viel Trost in der Überzeugung, dass (alle) unsere Leiden selbstverschuldet sind; aber das wäre die Konsequenz, wenn es sich herausstellen sollte, dass das Leben gerecht wäre. Als der griechische Philosoph Sokrates hingerichtet werden sollte für etwas, das er nicht getan hatte, jammerten seine Freunde zu ihm darüber, dass er unschuldig sterben solle. Aber er sagte: »Würdet ihr es lieber haben, wenn ich *schuldig* sterben sollte?« Die Antwort zeigt, dass es nicht die Ungerechtigkeit ist beim Leid, die das eigentliche Problem ist. Es ist *das Leid in sich selbst*, in diesem Fall der *Tod* selbst, der es ist. Das, was trösten würde, ist deshalb keine Form der *Erklärung*, die zeigen könnte, dass das augenscheinliche Ungerechte in Wirklichkeit gerecht war. Der echte Trost wäre dagegen eine Form von Mitleiden, das heißt Mitleid oder mit einem besseren Wort *Mitgefühl*. Etwas Ähnliches kann man sagen in Verbindung mit der Frage über *Sinn und Sinnlosigkeit*. Hoffentlich *ist* alles, was Leben und Liebe zerstört, genauso sinnlos, wie es erlebt wird. Hoffentlich kann man das Böse *nicht* auf so eine Art und Weise erklären, dass es angemessen und akzeptabel wird. Und hoffentlich kann es dabeibleiben, dass mitten in der Sinnlosigkeit, ein *sinnvoller Kontakt* entsteht zwischen mitfühlenden Menschen und zwischen Menschen und dem Gott, der gegen das Böse kämpft (vgl. Beispiel in ► Kap. 3).

2.11 Schuld und Macht sind zwei Seiten der gleichen Sache

»Meine Schuld« bedeutet auch »meine Verantwortung«. »Meine Verantwortung« bedeutet auch »meine Macht«. Wenn du dich schuldig fühlst, dort, wo du keine Macht hast/hattest, ist das also ein falsches (neurotisches) Schuldgefühl. Versuche in diesem Fall herauszufinden, auf wen du wütend bist (oder worüber du froh, traurig oder ängstlich bist).

Zu wenig oder zu viel Schuld

Obenstehend wird darüber gesprochen, wie Menschen, die es schwer haben, häufig den Rückschluss aus ihrem Leid ziehen, dass die Schuld bei ihnen selbst liegt – eine Schuld, von der angenommen wird, dass sie *Ursache* des Leids ist. Dabei kann es geschehen, dass sie *zu viel Schuld* auf sich nehmen, das heißt mehr Schuld als im Verhältnis zur Wirklichkeit mit seinen Zufälligkeiten und blinden Naturkräften angemessen ist. Auf der anderen Seite kann sehr wohl über eine Schuld gesprochen werden, die die Patienten *haben,* und der sie sich weigern ins Auge zu sehen, selbst in dem Bewusstsein, dass sie sich die ganze Zeit aufdrängt. Das kann man so beschreiben, dass die Patienten *zu wenig Schuld* haben. Wobei der Maßstab immer noch die realistische Beurteilung von Ursache und Wirkung ist, *zusammen damit, dass die Patienten Anzeichen zeigen, dass sie sich selbst durchschaut haben und es ihnen schlecht damit geht, den Selbstbetrug fortzusetzen.* Wenn es keine Anzeichen dafür gibt, dass die Betroffenen im Konflikt mit sich selbst sind, ist es nicht sicher, dass die Helfer »im Namen der Wahrheit« an der schlummernden Erkenntnis des anderen rühren sollen. Auch in diesem Zusammenhang gilt, dass die Helfenden nicht zu fleißig sein sollen. Schuld wird sehr unterschiedlich erlebt, abhängig davon, ob man derjenige ist, der die Schuld aufzeigt oder der, der sie hat, und es wäre keine gute ethische Haltung wahrheitsliebend auf Kosten des anderen zu sein.

Schuld als gewählter Preis:
Das, was ich gerne haben will, kann die Schuld wert sein

Wenn die Erkenntnis von Schuld/Verantwortung sich aufdrängt, und die Erkenntnis im Übrigen *realistisch* ist, gibt es nur eine Sache, die die Situation erträglicher macht. Das ist: der Schuld in die Augen sehen und sie tragen. Schuld ist ein Teil des Preises für eine Wahl, die man im Leben getroffen hat, und häufig wird es so sein, dass man für diese Schuld auch etwas *bekommen hat*. Das kann z. B. sein, dass man in einer Situation seine Freiheit bekommen hat, in der der andere einen festhalten wollte und in der es wichtig für einen selbst war, sich davon frei zu machen.

Existenzielle Schuld und neurotische Schuld

Den wirklichen Teil der Schuld kann man als *die existenzielle Schuld* bezeichnen. »Existenziell« bedeutet in diesem Zusammenhang, dass die Schuld unlöslich mit dem Existieren zusammenhängt. Das Leben besteht nun einmal aus Wahl, und unsere Wahl hat nun mal Konsequenzen, das heißt, dass sie Verantwortung und Schuld mit sich bringt.

Den unwirklichen Teil der Schuld kann man *die neurotische Schuld* nennen. »Neurotisch« bedeutet in diesem Zusammenhang, dass die Schuld ihren Ursprung nicht in der Wirklichkeit hat, sondern in einigen (gewohnheitsmäßigen) Vorstellungen, die man von der Wirklichkeit hat, und die man im Prinzip verändern kann. Z. B. ist ein übertriebenes Schuldgefühl das gleiche wie eine unrealistische, übertriebene Vorstellung davon, wie viel Einfluss man auf den die Schuld betreffenden Handlungsverlauf gehabt hat.

Die Frage, wie man zwischen dem existenziellen und dem neurotischen Teil der Schuld *unterscheiden* kann, ist die Frage des Herausfindens, ob man Einfluss darauf hatte, dass der Schaden geschehen ist und sollte dies der Fall sein: wie viel Einfluss. Ohne Einfluss (Macht), keine Verantwortung, und ohne Verantwortung keine Schuld. Schuld und Verantwortung sind zwei Seiten der gleichen Sache, so, dass die beiden Worte häufig synonym verwendet werden können. Verantwortung und Einfluss (Macht) sind auf gleiche Weise zwei Seiten der gleichen Sache. Aber folglich müssen *Schuld und Macht* auch *zwei Seiten der gleichen Sache* sein. Das hilft zu verstehen, warum Menschen es nicht immer so eilig haben, ihre Schuld *loszuwerden,* wie freundliche und energische Helfer es unmittelbar erwarten würden.

Mitschuld: der realistische Anteil im Handlungsverlauf

Normalerweise ist es so, dass man in einer vorgegebenen Situation entweder *alle* Macht oder *gar keine Macht* hat, um den Handlungsverlauf zu beeinflussen. Die Wirklichkeit liegt an einer Stelle *zwischen* den beiden Außenpunkten »alles« und »nichts«. Man kann z. B. an den Hinterbliebenen eines Menschen denken, der sich suizidiert hat: Die Aussage »das ist alles zusammen meine Schuld« ist in der Praxis eine Aussage darüber, dass der Hinterbliebene allmächtig war in der Beziehung und der Gestorbene ein unmündiges Kind. Das ist unrealistisch und würde bedeuten, geringschätzig über den Toten zu sprechen. Auf der anderen Seite: Die Aussage »das war in jedem Fall nicht *meine* Schuld« (oder der Trost: »Das war auf jeden Fall nicht *deine* Schuld«) beinhaltet die Aussage, dass der Hinterbliebene überhaupt keine Bedeutung für den Gestorbenen gehabt hat. Das ist auch unrealistisch. Bedeutungslos zu sein ist sicher auch nicht das, was der Hinterbliebene grundsätzlich im Verhältnis zu dem Gestorbenen sein möchte.

Das hilfreiche Gespräch kann dazu beitragen, einen realistischen Unterschied zu machen zwischen der einen Seite, der (Mit)schuld, die man hat, weil man (Mit)einfluss auf den Handlungsverlauf gehabt hat, und auf der anderen Seite die Schuld, die man nicht hat, weil andere Kräfte mit im Spiel waren. Menschen sind, wie gesagt, nicht immer so interessiert in der Situation, ihre *ganze* Schuld loszuwerden, wie man glaubt. Das ist so, weil sie ahnen, dass Schuldfreiheit, die eine Form von Freiheit ist, auch das gleiche wie *Machtlosigkeit und Bedeutungslosigkeit* ist (vergleiche, was in diesem Kapitel über Machtlosigkeit und Schuldfreiheit gesagt wird, ► Kap. 2.4). »Der, der nicht (das heißt *niemals*) schuldig sein will, wird Niemand«, wie der dänische Philosoph und Theologe Prof. K. E. Løgstrup (1905–1981) gesagt hat. Auf der anderen Seite kann es erdrückend sein, *alle* Schuld zu tragen. Im Verhältnis dazu kann es tröstend sein (in echter Bedeutung, d. h. eine Hilfe zum Kontakt mit der Realität innerhalb eines fürsorglichen Rahmens) z. B. dieses zu hören:

So viel Macht hast du nicht!

»Schuldgefühle« als Ausdruck für Verdrängungen

Wenn es geschieht, dass die Schuldbelasteten mit dem Verstand die obenstehenden Aussagen akzeptiert haben und sich trotzdem weiterhin mehr schuldig *»fühlen«* als sie wirklich *sind*, dann handelt es sich bei dem »überschießenden« Teil des sogenannten »Schuld*gefühls*« (siehe unten) um etwas anderes als Schuld. Der unrealistische Teil, der eine Form von Angst ist, kommt ebenso wie andere Angst (► Kap. 1.3) von verdrängten Grundgefühlen und/oder verdrängten Willensimpulsen (Wünschen). Häufig wird es sich um eine verdrängte *Wut* handeln.

Ein Beispiel könnte die Witwe sein, die böse auf ihren gestorbenen Mann ist, weil »er von ihr gegangen ist«. Wenn sie sich verbietet, diese Wut zu fühlen, weil sie rein verstandesmäßig nicht angemessen ist, oder weil sie glaubt, dass sie Zweifel an der Liebe zu ihrem Mann weckt, kann es passieren, dass sie stattdessen von Schuldgefühlen geplagt wird, die nicht in einem realistischen Verhältnis dazu stehen, wie die zwei Menschen miteinander gelebt haben. Für so einen Menschen kann es eine Hilfe sein, darauf aufmerksam gemacht zu werden, dass Wut nicht der Gegensatz zur Liebe ist, sondern im Gegenteil ein Ausdruck dafür sein kann (▶ Kap. 2.9). Das kann man z. B. so ausdrücken: *Es ist nicht verwunderlich, dass du wütend darüber bist, dass du ihn verloren hast, wenn du so viel von ihm gehalten hast.*

Schuld ist kein Gefühl, sondern ein Zustand, der Anlass für Gefühle gibt

Es muss angemerkt werden, dass das sogenannte »Schuld*gefühl*« kein Gefühl im Sinne der Bedeutung der Grundgefühle ist (Freude, Trauer, Wut, Angst). »Schuld« ist, genauso wie »Liebe«, eine Beziehung (▶ Kap. 2.9). Schuld bedeutet, dass die einen den anderen etwas *schulden*, weil sie *Ursache für einen Schaden* bei den anderen waren. Dieser Zustand kann der Anlass für einige Gefühle im eigentlichen Sinn sein: Bei den Schuldigen kann es sich besonders um *Furcht* vor Vergeltung handeln, und *Wut*, weil es irritierend ist, anderen etwas schuldig zu sein. Aber es kann sich auch um *Trauer* (Reue) handeln, darüber, dass sie andere verletzt haben, oder darüber, dass sie nicht die moralischen Menschen sind, für die sie sich hielten. Schließlich kann es sich auch um *Freude* in Verbindung mit Schadenfreude und Rachedurst handeln. Das sogenannte »Schuldgefühl« ist also eine Kombination der Grundgefühle, die wir fühlen, wenn wir feststellen, dass wir schuldig sind, plus der verstandesmäßigen Vorstellungen, die wir darüber haben, was es bedeutet, schuldig an genau diesem Zustand zu sein. Wir »fühlen«, d. h. erleben, die gleiche Schuld verschieden in Bezug z. B. auf nahe Angehörige auf der einen Seite und zufälligen Fremden auf der anderen.

Ein Schuldgefühl (eigentlich Schuld*erlebnis*), das unecht ist, weil es allein durch Verdrängung entsteht, verschwindet oft, wenn wir uns selbst oder die anderen nach den darunterliegenden Grundgefühlen fragen. Z. B. so: *Auf wen bist du wütend?*

2.12 Vergebung entfernt nicht die Schuld. Sie stellt die Beziehung zum anderen wieder her, *trotz* der Schuld

Vergebung bedeutet, dass die Liebe über die Vergangenheit siegt – nicht, dass die Vergangenheit verändert wird, denn es gibt niemanden, der das kann.

Vergebung ist nicht dasselbe wie Vergessen

Es kann eine sehr wertvolle Hilfe für die Betroffenen sein, ihnen zu helfen, zu einer *Versöhnung* oder *Vergebung* in Hinblick auf alte und neue Konflikte zu kommen. In diesem Zusammenhang ist es wichtig, sich klarzumachen, was Vergebung ist und was nicht. Es ist ein Missverständnis zu glauben, dass Vergebung Schuld entfernt. Das tut sie nicht. Es kann sein, dass sie das *Erlebnis*, schuldig zu sein, in einem bestimmten Zusammenhang verändert (die »subjektive« Schuld), aber die eigentliche *Tatsache der Schuld* (die »objektive« Schuld), d. h., dass wir die Ursache für den Schaden an uns selbst oder an anderen waren, kann sie nicht ändern. Die Zeit läuft nicht rückwärts. Der bei einem Verkehrsunfall Verunglückte bekommt seine Unversehrtheit nicht zurück, und der Umgekommene bekommt nicht sein Leben zurück, auch wenn es zur Versöhnung zwischen dem Schuldigen und dem Opfer oder den Hinterbliebenen kommt.

Vergebung *kann* eine Beziehung wiederherstellen, die auf Grund der Schuld dabei war zu zerbrechen. In einer Paarbeziehung können wir z. B. einen Fall von Untreue nicht ungeschehen machen. Dagegen können wir die *Bedeutung* des Geschehenen verändern, so dass wir an Stelle einer Trennung wählen, zusammenzubleiben und die Beziehung weiterzuentwickeln. Vielleicht kann es sogar diese Entwicklung fördern, dass beide Partner ernst nehmen, was die Untreue ihnen über die Schwächen und Stärken ihrer Beziehung gelehrt hat. Dies ist Versöhnung und Vergebung in der Praxis – auch wenn wir diese Art hochtrabender Wörter nicht dafür benutzen. Es kann gut sein, dass wir in diesem Zusammenhang davon sprechen, die Vergangenheit »vergessen« sein zu lassen. Das bedeutet, dass wir uns so weit wie möglich so benehmen, *als sei* die alte Verletzung vergessen, d. h. ohne Schaden*swirkung*. Aber im buchstäblichen Sinne kann etwas so Wichtiges im Leben einiger weniger Menschen niemals vergessen werden. Und wenn Vergebung buchstäblich das Gleiche wäre wie Vergessen, dann wäre die Vergebung kein besonderes Thema in der Psychologie und der Religion. Dann gäbe es keinen Unterschied zwischen Vergebung und Gedächtnisverlust.

Vergebung ist nicht das gleiche wie damit aufzuhören, wütend zu sein

Den Kontakt mit den anderen wieder aufzunehmen und weiterzuentwickeln, nachdem ein Schaden geschehen ist, das bedeutet, den Schaden zu vergeben, d. h. die Schuld. Du kannst dich gut dafür entscheiden, dies zu tun, *selbst wenn du noch nicht damit fertig bist, auf Grund des Geschehenen wütend, traurig oder ängstlich zu sein.* Wenn du dir klar machst, dass Vergebung nicht bedeutet, dass du gleichgültig gegenüber dem wirst, was dir (noch) nicht gleichgültig *ist*, wird es leichter zu vergeben, d. h. in der Beziehung weiterzukommen.

Für Pflegekräfte bedeutet das in der Praxis unter anderem, dass sie es nicht nötig haben, ihre Wut darüber zu verleugnen, dass sie von Patienten, Angehörigen, Kollegen oder Vorgesetzten schlecht behandelt wurden. Sie können ihre Wut *direkt* ausdrücken, indem sie z. B. Folgendes sagen:

> *Ich merke, dass ich noch immer wütend über das bin, was du neulich gemacht hast. UND nun werde ich meins dazu tun, dass wir mit der Arbeit vorankommen, die wir zusammen machen sollen.*

oder:

> *Ich bin noch immer zu wütend, um darüber zu sprechen, UND wenn ich mich etwas mehr beruhigt habe, werde ich schon Bescheid sagen, damit wir das durchsprechen können.*

In beiden Fällen sagen die Gekränkten, dass sie wütend sind, und gleichzeitig zeigen sie eine Offenheit dafür, dass die Kollegialität, eventuell Freundschaft, eine Zukunft hat, trotz der Wut. Für die Gegenpartei wäre dies eine deutliche Markierung einer Grenze, und gleichzeitig wäre es eine Aufklärung darüber, dass »du noch immer wichtig für mich bist« und »ich hoffe, wir finden es heraus«. Du brauchst deine Wut nicht als Drohung (gegen die Beziehung) *ausdrücken*, und du brauchst Wut nicht als Drohung *hören*. Du kannst es dabei belassen, *festzustellen*, dass du wütend bist.

Vergebung ist ein Prozess

Beide der obengenannten Aussagen sind Ausdruck für ein unsentimentales, realistisches, erwachsenes Verständnis dessen, was das hochtrabende Wort »Vergebung« im gewöhnlichen Alltag bedeutet. Das bedeutet, dass die Hand der anderen Person nicht ausgeschlagen wird – auch nicht, wenn noch *Zeit* für den *Prozess* gebraucht wird, der Versöhnung ist. Wenn die Person merkt, dass sie nicht durch diesen Prozess gezwungen wird, verläuft dieser in der Regel leichter.

Was in dieser Hinsicht für die Helfer gilt, gilt auch für die Hilfesuchenden. Die Betroffenen, die eigentlich gerne einem Angehörigen vergeben wollen, und gleichzeitig glauben, dass sie das nicht können, werden viele Male feststellen, dass sie das in der Praxis *bereits getan haben*, indem sie in Beziehung zu dem Schuldigen geblieben sind. Die Entdeckung, bei deren Vermittlung die Helfer unterstützen können, ist, dass Wut und Vergebung gut *gleichzeitig* da sein können. Und es geschieht nicht so selten, dass die Wut verschwindet, genau dann, wenn sie da sein darf.

2.13 *Und* und *Aber:* Die kleinen Worte mit der großen Wirkung

Aber wirkt in der Praxis wie eine Verneinung des vorherigen Satzes. Aber gibt außerdem einen Bruch zwischen dem logischen Zusammenhang des ersten und des nächsten Satzes an. Häufig gibt es diesen Zusammenhang in der Realität gar nicht. Der Satz »Ich liebe dich, aber ich bin wütend auf dich« ist ebenso sinnlos wie der Satz »Es ist März, aber es ist Mittwoch.«

»Aber« als Verneinung

Wie die Lesenden bemerkt haben werden, steht das Wort UND häufig hervorgehoben in den angeführten Beispielen in diesem Kapitel. Das ist an den Stellen der Fall, an denen viele unmittelbar geneigt sind, *aber* an Stelle von *und* zu sagen. Der Sinn besteht darin, darauf aufmerksam zu machen, wie groß der Unterschied der beiden Wörter ist, und dazu anzuregen, soweit es möglich ist, *und* anzuwenden, wenn besonders viel im Gespräch auf dem Spiel steht. Hier folgen einige weitere Beispiele:

> *Ich liebe dich, »aber« ich bin wütend auf dich.*

Der Satz zeigt, wie *aber* in der Praxis wie ein Abstreiten wirkt. Der negative Inhalt des Nachsatzes hebt den positiven Inhalt des ersten Satzteils auf. Anders ist dies mit *und:*

> *Ich liebe dich, »und« ich bin wütend auf dich.*

Hier haben beide Aussagen ihren vollen Wert und sie verstärken einander noch. Die Botschaft wird aufgefasst werden wie: »Du liebst mich offenbar *sehr,* da deine Liebe Platz hat für deine Wut.« *Und:* »Du musst *sehr* wütend sein, wenn deine Wut nicht von der Liebe überdeckt wird, die *so* groß ist.«

Aber funktioniert also in der Praxis für die Zuhörenden wie eine Art Verneinung. Das Wort wirkt wie ein Vorbehalt oder eine Entschuldigung. Du solltest dir deshalb überlegen, ob du diesen Vorbehalt *wünschst*, oder ob es dort überhaupt eine Entschuldigung gibt oder etwas zu entschuldigen *ist*.

Wenn du dies in einer Gesprächsübung ausprobierst, zeigt es sich immer, dass dort, wo das Wort *aber* eine Botschaft abmildern und das Anhören erleichtern soll, die Wirkung genau entgegengesetzt ist. Das Positive, das helfen sollte, das Negative zu verdauen, ertrinkt im Negativen. Und der Versuch, das Konfrontierende in der Botschaft zu verschleiern oder das Ablegen der vollen Verantwortung für die Konfrontation, wirken manipulierend und damit irritierend.

»Aber« als Behauptung über den notwendigen Zusammenhang

Dazu kommt, dass *aber* voraussetzt, dass es einen logischen oder »normalen« Zusammenhang zwischen dem ersten und dem Nachsatz gibt – *aber* unterbricht überraschend den Zusammenhang in diesem Fall. Es kann, mit anderen Worten, eine beträchtliche Menge Psychologie, Philosophie und Moral in der Anwendung dieses kleinen Wortes versteckt sein.

Aber kann z. B. das Postulat beinhalten, dass wir »normal« nicht wütend auf die werden, die wir lieben, *aber* nun bin ich trotzdem wütend auf dich geworden. Das ist jedoch schlechte Psychologie, weil es nicht der Wirklichkeit entspricht. Die Wirklichkeit ist, dass genau, wenn die anderen aus der Kraft der Liebesbeziehung heraus *wichtig* für mich sind, dies der Grund sein kann, dass ich wütend werde, wenn sie es sind, die etwas machen, was mich sonst nicht stören würde (▶ Kap. 2.9). Wenn du sagst: »Ich liebe, *aber* ich bin wütend« erklärst du damit in Wirklichkeit deine Liebe für minderwertig (»eigentlich sollte ich die Beziehung beenden, wenn ich nicht meinen Willen bekomme«); und es ist schade, wenn sie es in Wirklichkeit nicht ist. Der Satz: »Ich liebe dich, *aber* ich bin wütend«, ist – glücklicherweise – genauso sinnlos wie der Satz: »Es ist Oktober, *aber* es ist Samstag.«

Außer, dass es wie eine unbeabsichtigte Verneinung oder ein Vorbehalt wirkt, oder wie eine falsche Entschuldigung, kann *aber* also dazu führen, dass sich eine unrealistische Auffassung des Zusammenhangs der Dinge festsetzt. Die Folge ist Unklarheit und dazu manchmal eine Moralisierung mit einem ziemlich giftigen Inhalt.

Denke an den Satz:

Er war arm, »aber« ehrlich.

Der Satz, der unter anderem in vielen Volksmärchen vorkommt, sagt damit faktisch, dass die Armen normalerweise *un*ehrlich sind. Du als Leser kannst selbst versuchen, in den aufgeführten Beispielen im Kapitel zwischen *und* und *aber* zu wechseln. In einigen Fällen wird *und* sicher unmittelbar anstrengend wirken, und der Sinn dieses Abschnitts ist es auch nicht, dass man seine Alltagssprache völlig, im Namen der Klarheit, verbiegen soll. Auf der anderen Seite wird ein wenig Aufmerksamkeit und Umgewöhnung schnell zeigen, dass *und* häufig sowohl der am meisten logische wie auch der am meisten natürliche Ausdruck ist.

»Und« als Ausdruck für den Mut, mit Gegensätzen zu leben

Der Hintergrund dieses psychischen/geistigen Anliegens in Verbindung mit dem oben genannten ist die Tatsache, dass es wichtig ist, sich beizubringen, *mit Ambivalenzen zu leben*, das heißt mit gegensätzlichen Gefühlen und unharmonischen Erlebnissen. Der Strom des Lebens läuft zwischen seinen gegensätzlichen Polen, und vollständiges Gleichgewicht bedeutet immer das gleiche wie Tod. »Reife ist die Fähigkeit, mit Ambivalenzen (Zweideutigkeiten) zu leben«, wie der Tiefenpsychologe C. G. Jung gesagt hat.

Für ein kleines Kind ist die Welt entweder schwarz oder weiß. Mutter ist entweder »lieb« oder »blöd«. Das Kind kann gut zwischen diesen Auffassungen wechseln, aber es kann sie nicht beide auf einmal erfassen. Der Erwachsene erinnert dagegen, dass die, die *gerade jetzt* irritierend sind, auch manchmal anziehend sind (und umgekehrt), und dass es sogar möglich ist, beides *gleichzeitig* zu sein. Diese reife Einsicht drückt sich aus und wird am besten vermittelt, indem die Gegensätze mit dem Bindewort *und* verbunden werden.

Das Leben ist wunderbar UND grausam.

Das könnte ein fürsorglicher *und* realistischer Satz für Pflegekräfte sein, den sie mit den Patienten oder Angehörigen teilen könnten, wenn der Tod droht.

Schuldig UND geliebt. Unschuldig UND unheilbar krank.

Es könnte andere Beispiele für das gleiche geben. In den drei angeführten Sätzen geht es um Gegensätze zwischen etwas Positivem und etwas Negativem; das ist das, was dazu verleitet, das Wort *aber* anzuwenden. Es wird jedoch nicht gesagt, dass diese Gegensätze sich gegenseitig bedingen. Sie kommen bloß zufällig gleichzeitig vor, genauso wie es Mittwoch sein kann und zufällig gleichzeitig März. In den drei Sätzen baut das Wort *und* eine unrealistische und unangemessene Vorstellung von dem Zusammenhang im Leben ab (*dekonstruiert* sie), und, selbst wenn die Ursache – die Auswechslung eines kleinen Wortes – klein ist, kann die Wirkung beträchtlich sein.

2.14 Helfen durch das Miteinander sprechen

In der Wirklichkeit ist das möglich und erschwinglich.

Wenn du als Helfer besser sein willst, als du in Wirklichkeit bist, wirst du schlechter, als du bist. Wenn du z. B. meinst, dass du:

- nicht klug genug bist, ist das, weil du nicht dumm (unwissend, leer) genug bist und deshalb das Einleuchtende übersiehst.
- nicht gut genug bist, dann ist das, weil du nicht »schlecht« (ehrlich) genug bist.
- nicht fleißig genug bist, dann ist es, weil du nicht faul genug bist (du bist zu ambitiös und hast bereits zu viel gemacht).
- nicht genug geben kannst, dann ist das, weil du nicht genug nimmst (du lügst über deine *Wünsche* in der Beziehung).

Schlussfolgerung: Wenn du nicht mit dem auskommst, was deine Sonnenseite zu bieten hat (das, was alle gerne sehen dürfen), dann musst du das Erlösende von deiner Schattenseite holen.

Die guten Helfer sind unwissend, gemächlich und egoistisch: Sie wissen nur das, was sie zu wissen *bekommen*; sie helfen so *wenig* wie möglich; und sie sind ehrlich zur Stelle, als die, die sie in *Wirklichkeit* sind, das heißt mit ihren Sinneswahrnehmungen, Gefühlen und Wünschen, und mit ihren Begrenzungen.

»Die Wirklichkeit« ist das, was wirkt

Als Zusammenfassung dieses Kapitels können wir sagen, dass ein gutes Gespräch mit Menschen in Schwierigkeiten das Gespräch ist, das fest in der *Wirklichkeit* verankert ist, so schwierig diese auch sein mag.

Die Wirklichkeit finden wir, indem wir sehen, hören, fühlen und uns dahin durchfragen, was im Zusammenhang rein faktisch *wirksam* ist. »Wirklichkeit« bedeutet »das, was wirkt«; und in vielen Zusammenhängen, z. B. in der naturwissenschaftlich geprägten Atmosphäre des Krankenhauses, kann es notwendig sein, daran zu erinnern, dass auch das *Irrationale* wirkungsvoll ist. Die Vorstellungen, die wir von Dingen haben, sind nicht rationell, das heißt logisch. Sie sind auch nicht unlogisch. Sie befinden sich auf einer anderen Ebene als logisch/unlogisch: Sie sind innere Bilder von dem, was wir in unserem Leben bereits *erlebt* haben, und sie prägen auf eine sehr wirksame Weise das, von dem wir erwarten, dass wir es erleben werden.

Die *Werte*, die wir Dingen und Menschen um uns herum zuschreiben, sind auch nicht rational. Es steckt z. B. keine Logik darin, wer wen liebt oder wer welche Farbe an der Tapete mag. Diese Werte erscheinen häufig als »weich« dort, wo »harte«, das heißt materielle Realitäten diskutiert werden. Das »Weiche« besteht darin, dass die Werte nicht in der gleichen Weise gemessen und gewogen werden können, wie die Dinge, an die sie geknüpft sind. Aber es ist ihren Werten geschuldet, dass wir die Dinge haben. Die Werte – z. B. die Erinnerungen, die wir an Dinge knüpfen – sind deshalb mindestens genauso wirkungsvoll wie die Dinge in sich selbst.

Denken hemmt die Wahrnehmung

Das, was ein Gespräch wirkungslos zu machen droht, sind die Behauptungen, Verschleierungen und Haltungen, die die Gesprächspartner von dem entfernen, was für jeden von ihnen wahr ist, und was gerade jetzt über ihr Zusammensein wahr ist. Solche Bedrohung gegen die Erkenntnis der Wirklichkeit kann durch *Gewohnheitsdenken* kommen, wie es gewöhnlich wäre, oder sie entsteht durch *moralisierendes* Denken, wie es sein sollte. Beides macht in so einem Grad blind und taub, dass die im Gespräch befindlichen Helfer gänzlich davor gewarnt werden müssen, so viel zu *denken*. Stattdessen lohnt es sich, zu *sehen* und *nachzuhören*, was tatsächlich im Kontakt *geschieht*. Wir sind als Helfer *zu* klug, wenn das, was wir glauben zu wissen, im Wege steht vor dem, was wir zu wissen bekommen könnten, wenn wir unsere vorgefasste Meinung zur Seite setzten und uns für die Vorstellungswelt der anderen öffneten. Die Arbeit damit, ein besserer Gesprächspartner im hilfreichen Gespräch zu werden, ist in hohem Maße die Arbeit im Wiederfinden des Gebrauchs unserer Sinne, und dabei hilft das, was wir »konstruktive Unwissenheit« nennen können. Das bedeutet, dass wir daran festhalten, dass wir als Helfende nicht mehr *über die anderen* wissen, als wir Satz für Satz zu wissen *bekommen*. Das erfordert, alle die sogenannten »dummen« Fragen zu stellen, die den anderen helfen, selbst die selbstverständlichsten Dinge in einem neuen Licht zu sehen. Einige Beispiele auf so eine Frage könnten sein:

Was genau ist es, was *dabei geschieht, wenn du »nicht gut genug bist«?*

oder:

Was ist es, wovor du *am meisten Angst* gerade jetzt hast *in Verbindung damit, dass du sterben musst?*

(Vgl. die Beispiele in ▶ Kap. 3.)

Zielorientiert oder prozessorientiert

Das Problem für die Helfer, die denken, dass sie nicht klug genug sind, ist also eher, dass sie *zu* klug sind. Wenn Klugheit Lebensweisheit, Toleranz und Respekt für die anderen bedeutet, kann man nicht genug davon bekommen. Aber wenn Klugheit Wissen und Scharfsinn bedeutet, kann sie schnell im Weg stehen für die Offenheit und den Kontakt, die die Ziele im existenziellen Gespräch sind. Das geschieht, wenn Helfer, außer fachkundig für ihr *Fach* zu sein, was sie aus keinem Grund vor jemandem verstecken müssen, glauben, dass sie auch fachkundig darin sind, wie die anderen ihr Leben leben sollen. Nur sie können darauf antworten, was sie *wünschen,* was sie *tun* können, um das zu bekommen und was sie bereit sind, dafür zu *bezahlen.* Es ist zu beachten, dass, wenn Offenheit und Kontakt hier als Ziele des Gesprächs genannt werden, es um *Prozess*ziele geht, nicht um das endgültige Ziel. Ein Schlussresultat für das Gespräch, das Helfer möglicherweise erreichen möchten, können sie im Hinterkopf haben, UND sie sollen aufpassen, dass sie nicht darauf fixiert sind. Im Gegensatz zu z. B. einem Interview oder einem Verhör im Gericht soll das existenzielle Gespräch zu keinem bestimmten Ergebnis führen. Hier ist es die Reise selbst – das Zusammensein –, die das Ziel ist. Es gibt immer Möglichkeiten für Überraschungen und weiteres Wachstum, und die Helfer, die mit ihrem Gespräch absolut zu einem vorher festgelegten Schlussresultat kommen wollen, wollen *zu viel*, das heißt *so* viel, dass sie das Wachstum der anderen blockieren statt dieses zu fördern.

Zu viel des Guten ist nicht so gut

Genauso wie du *zu* klug sein kannst, genau dann, wenn du denkst, du bist nicht klug genug, genauso kannst du auch *zu* fleißig sein, genau dann, wenn du denkst, du bist nicht fleißig genug. Du bist *zu* fleißig, wenn du den Manipulationen der anderen darin nachgibst, eine Anstrengung oder Verantwortung loszulassen, die in Wirklichkeit zu ihnen selbst gehört. Wenn die Helfer *so* fleißig sind, kommen sie ins Schleudern mit der Tatsache, dass es Gift ist, jemanden unmündig zu machen.

Entsprechend kannst du auch *zu* selbstlos sein, genau wenn du meinst, du hättest es schwer, selbstlos genug zu sein. Du bist *zu* selbstlos, wenn du deine eigenen inneren Signale von Erschöpfung, mangelndem Interesse (wenn du *über* und nicht *zu* jemandem sprichst) oder Gekränktheit ignorierst. Dann wirst du es nämlich unterlassen, den anderen etwas über den eigenen Zustand zu sagen und selbst auch keine Rücksicht darauf nehmen. Dabei kommst du aus dem Tritt mit der Realität, dass auch Helfer Menschen sind, und diese Erkenntnis wäre hier ein schwerer Verlust, weil es die Mit-*menschlichkeit* ist, die die besondere Ressource im existenziellen Gespräch ist.

Der Natur helfen, sich selbst zu helfen

Wenn es um Gespräche mit Krisenbetroffenen geht, sind gute Helfer in einer gewissen Weise naiv, gemächlich (abwartend) und egoistisch. Diesem Ideal können die meisten folgen, glauben wir. Paradoxerweise wird es häufig eine gewisse Übung für Anfänger im helfenden Fach erfordern, diesen Richtlinien zu folgen, weil das gewohnheitsmäßige Denken über das Helfen in die entgegengesetzte Richtung geht. Auf der anderen Seite werden die Helfer vermutlich schnell merken können, dass sie mit der *Wirklichkeit* im Rücken einen besseren Kontakt mit weniger Anstrengung erreichen. Gleichzeitig wird es sich zeigen, dass Patienten, Kollegen und Angehörige den Kontakt sowohl als brauchbarer als auch weniger invasiv (respektvoller) erleben.

Diejenigen, die gegen die Wirklichkeit arbeiten, arbeiten mehr als notwendig und bekommen ein weniger brauchbares Ergebnis. Diejenigen, die *mit* der Wirklichkeit arbeiten, bekommen mehr und bezahlen weniger dafür. Die beste Behandlung ist immer die gewesen, die die natürlichen Prozesse unterstützt. Und was für die Behandlung gilt, gilt in diesem Zusammenhang auch für die Pflege – hier für den Teil der Pflege, der das helfende Gespräch ausmacht.

3

Gesprächsbeispiele

3.1   Was ist der Sinn?

Die folgenden Gesprächsbeispiele sind Auszüge von Aufnahmen einer Gesprächsübung in Verbindung mit dem Unterricht einer Gruppe Krankenpflegekräfte. Der Anleitende wendet sich während des Gesprächs sowohl an den Patienten als auch an die helfende Person. Eine Pflegefachkraft tritt in beiden Funktionen auf, indem sie hin und her wechselt zwischen den beiden Stühlen, die jeweils sie selbst und den Patienten darstellen. Die Absicht des Anleitenden ist dabei in erster Linie, der Pflegefachkraft den Gesprächs*prozess* bewusst zu machen. Außerdem gibt der Anleitende (der Verfasser) zum Schluss einige vertiefende Kommentare zum theologischen Teil des Gesprächs*inhalts* ab.

Das Gespräch soll genauso wenig, wie alles andere in diesem Buch, wie eine Arbeitsliste aufgefasst werden. Es hätte auf viele andere Arten verlaufen können, die genauso »richtig« gewesen wären. Es gibt keine Garantie dafür, dass alle Patienten präzis so wie der Patient im Beispiel reagieren würden. Der wesentliche Punkt ist, dass der beschriebenen Pflegefachkraft in der Übung klar wird, wo und wie *sie* selbst einen möglichen Kontakt mit dem Patienten, der religiöse und existenzielle Probleme hat, blockiert. Mit einer vermehrten Aufmerksamkeit und dem Bewusstsein über *ihre eigene Funktion* während des Gesprächs mit einem Inhalt dieser Art wird sie in Zukunft besser sehen, hören und darauf antworten können, was rein faktisch bei dem Patienten geschieht. Es wird ihr klar werden, dass sie nicht einen Sinn für den anderen finden braucht. Sie, die einen bewussten christlichen Hintergrund hat, wird auch entdecken, dass es für sie nicht nötig ist, Gott zu verteidigen. Beide Teile werden sie weniger ängstlich machen, in ein anderes Gespräch mit einer religiösen/existenziellen Problematik zu gehen.

Das Gespräch ist mit der Zustimmung der Pflegefachkraft wiedergegeben. Es beruht auf einem realen Patientenkontakt, aber die Daten des Patienten wurden verändert, so dass er nicht wiedererkannt werden kann.

Hintergrund

Die Pflegefachkraft spricht mit einem mittelalten, von einer Sklerose betroffenen Patienten »Petersen«. Er ist in der unteren Körperhälfte gelähmt und sitzt im Rollstuhl in einem Pflegeheim. Es war sein eigener Wunsch, in ein Pflegeheim zu kommen, um die Familie nicht zu belasten. Die Pflegefachkraft meint, dass es bei seiner schlechten Stimmung helfen könnte, wenn er an den verschiedenen Aktivitäten des Hauses teilnehmen würde, und sie ist frustriert darüber, dass er nicht will.

Ein Teil der Dialoge fungiert als eine Art »Kladde« für das fertige Gespräch. Der »reingeschriebene« Teil ist kursiv gedruckt.
P = der Patient. K = die Krankenpflegefachkraft. A = der Anleitende.

P: *Das ist kein Leben für einen Mann wie mich, das hier. Was ist der Sinn? Warum soll es mir so ergehen?*

A (zu K): Wie reagierst du darauf? Wirst du froh, traurig, wütend oder ängstlich?

K: Unmittelbar bekomme ich etwas Angst, dass ich die Situation nicht bewältigen kann.

A: Sieh, was geschieht, wenn du dies zu P. sagst. Was soll das heißen, dass du die Situation nicht »bewältigen« kannst?

K: Dass ich nicht die richtigen Worte sage.

A: Aha! Da bekamen wir das Wort »bewältigen« entmystifiziert. Das ist wirklich einer der mystischen Begriffe, die sich überall verbreiten. Genauso wie das »zusammenbrechen«. »Zusammenbrechen«, das ist zu weinen. »Bewältigen«, das ist zu antworten. Sieh, was geschieht, wenn du zu P. sagst: »Ich habe Angst, dass ich keine Antwort für dich habe.« Das ist faktisch eine Antwort!

K: *Ich habe Angst, dass ich keine Antwort für dich habe.*

A: Wie geht es dir damit, das zu sagen? Bekommst du mehr oder weniger Angst?

K: Ich bekomme weniger Angst.

A: Ja. Die Dinge beginnen erst sich zu verändern, wenn wir sie so akzeptieren, wie sie sind. Petersen, wie reagierst du darauf, dass deine Pflegefachkraft keine Antwort für dich hat?

P: *Das ist als ob ... Ich habe es dir entgegen geworfen. Was soll ich tun? Was soll ich tun mit meinem Leben? Ich könnte genauso gut im Grab liegen!*

A (zu K):   Wie reagierst du darauf? Stimmst du ihm zu oder widersprichst du ihm, dass er genauso gut im Grab liegen könnte? Was meinst du selbst?

K: Ich finde nicht, dass das richtig ist. Ich finde, er könnte so viel machen. Er kann etwas mit seinen Händen, und er könnte etwas aus dem Leben machen, wenn er wollte. Und ich habe die Idee, dass es so ist, weil er selbst nicht will.

A: Was willst du dann jetzt sagen oder tun?

K (nach einer langen Pause): Warum tust du das dann nicht?

A: Ja. Das ist bestimmt eine Möglichkeit. Eine mutige Wahl, und vielleicht in dieser Situation *zu* konfrontierend. Du formulierst es als eine Frage. Eine »Warum«-Frage. Sie sind gewöhnlich nicht so gut wie »Wie«-Fragen. Und besser als alle Fragen sind in der Regel *die Aussagen*. Die passende Aussage zu dem, was du gerade gesagt hast, wäre: *»Dann wundere ich mich darüber, dass du dir nicht dein Leben nimmst!«* oder *»Ich nehme wahr, dass du nicht versuchst, dir dein Leben zu nehmen!«* Aber lass uns fortsetzen mit dem Ausgangspunkt von dem, was du rein faktisch gerade gesagt hast, und hören, was Petersen antwortet.

P: *Das traue ich mich nicht. Dazu fehlt mir einfach der Mut.*

A (zu P):   Wie geht es dir damit, dass die Pflegefachkraft so mit dir spricht?

P: Damit geht es mir gut. Sie nimmt mich ernst.

A: Ja. Diese gewaltsame, furchtbare, »unchristliche« Antwort, die den Rest der Klasse zusammenzucken ließ, ist gut für Petersen. Er kann sie gut leiden. Das weißt du (K) nun, weil du auf Petersens Stuhl gesessen hast. Man lernt verblüffend viel durch das rein buchstäbliche Sitzen an der Stelle des anderen.
Was willst du nun sagen oder tun?

K (zu A):   Was kann man dazu sagen?

A:	Wo befindest du dich? Bist du froh, traurig, wütend oder ängstlich?
K:	Ich bin froh darüber, dass er findet, wir sprechen miteinander. Ich glaube, ich will auf seine nächste Äußerung warten.
A (zu P):	Die Pflegefachkraft sagt nichts. Sie sitzt noch immer da und sieht dich an. Es sieht für mich so aus, als ob ihre Augen etwas blank sind. Was willst du nun sagen oder tun?
P:	*Ich will nicht mehr von deiner Zeit in Anspruch nehmen. Du sollst los zum Abendessen.*
A (zu P):	Wie ist es für dich auf diese Art abzuschließen?
P:	Das ist nicht gut. Ich will gerne darüber sprechen. Ich brauche es, darüber zu sprechen.
A:	Was ist es, worüber du gerne sprechen möchtest, ganz genau?
P:	Ich möchte, dass die Pflegefachkraft mir erzählt, warum ... Was ist der Sinn mit meinem Leben?
A (zu K):	Was willst du dazu sagen oder tun, dass Petersen nicht mehr von deiner Zeit beanspruchen will?
K:	*Ich habe Zeit genug.*
A:	Ja. Die einfach denkbarste Antwort. Oder, wenn du *nicht* Zeit hättest: »Das ist richtig. Ich habe *jetzt gerade* keine Zeit, und wenn du willst, können wir absprechen, dass ich komme, wenn ich Zeit *habe*.«
A (zu P):	Wie geht es dir damit, dass die Pflegefachkraft sagt, dass sie Zeit hat?
P:	Das ist schön.
A:	Wofür willst du diese Zeit benutzen?
P:	*Ich weiß ja genau ... (Pause). Ich bin damit aufgewachsen, dass Gott gut ist. Das habe ich ja gelernt. Aber – warum? Warum sollte mich diese Krankheit treffen? Gott kann ja nicht gut sein, wenn er zulässt, dass so etwas geschieht. Es geht mir nicht gut.*

65

A (zu K): So, Petersen möchte also die Zeit nutzen, um dir diese theologische Frage zu stellen. Du bist eingeladen, mit mir darüber zu sprechen, was man überlegen könnte, darauf zu antworten. Du kannst es auch selbst direkt angehen. Was willst du sagen oder tun?

K: *Ich kann gut verstehen, dass du findest, dass es schwer ist.*

A (zu P): Die Pflegefachkraft antwortet nicht auf deine Frage, aber sie sagt, dass sie gut verstehen kann, dass es schwer ist. Wie geht es dir damit?

P: *Wozu kann ich das gebrauchen?*

A: Ja, und was für ein Gefühl beinhaltet das? Freude, Trauer, Wut, Furcht?

P: Das kann ich nicht richtig herausfinden.

A (zu K): Hast du damit gerechnet, dass er das zu etwas gebrauchen könnte?

K: Nein, nicht dass er das zu etwas gebrauchen könnte. Das war mehr eine Äußerung darüber, dass ...

A: Sieh, was geschieht, wenn du ihm das sagst!

K: *Ich habe nicht damit gerechnet, dass du es zu etwas gebrauchen könntest. Das war mehr eine Äußerung von meiner Seite von ... Freundlichkeit (lächelt verlegen).*

A: »... und nun, wo du mich darin unterbrichst, wird mir klar, dass ich dich vielleicht doch nicht verstehe.« Sieh, was passiert, wenn du das zu ihm sagst!

K: Petersen, wenn ich das sage, und du sagst, dass du das nicht zu etwas brauchen kannst, dann geht mir auf, dass ich dich vielleicht doch nicht verstehe. Aber das war so eine Art ... dir entgegenzukommen.

K (zu A): Da ist etwas, dass ich solche Lust habe zu sagen: »Aber Mensch, Petersen, das Leben ist ja nicht, wie man es hat, sondern wie man es nimmt. Versuch nun, Frau Sörensen anzusehen, die dort in ihrem Rollstuhl sitzt, und überhaupt nichts kann. Sieh, wie sie alle erfreut, die dort an dem Tisch sind, wo sie ist. Wie sie zusammen plaudern.« – Das ist so etwas,

	was bei mir im Hinterkopf ist, und das ist völlig illegal, das weiß ich gut (lacht).
A:	Dann triff dich selbst, wo du bist. Das gilt auch für dich selbst, dass du dich erst ändern kannst, wenn du dich selbst akzeptierst, so wie du bist. – Nun weißt du, was du willst. Und wie kann es sein, dass du das gerne willst?
K:	Weil Petersen das gut haben soll.
A:	Warum soll er das gut haben?
K:	Weil meine Krankenpflege gelingen soll.
A:	Nun wissen wir, wovon wir sprechen.
K: (lacht)	Ja, sonst fühle ich mich unzulänglich.
A:	Sieh, wie es für dich wäre, Folgendes zu sagen: »Petersen, ich habe mich gerade dabei ertappt, dein Elend wegtrösten zu wollen, so dass ich darum herumkomme, es selbst zu tragen.«
K:	*Petersen, ich habe mich tatsächlich gerade dabei ertappt, dein Elend wegtrösten zu wollen, so dass ich darum herumkomme, es selbst zu tragen.*
A:	Erlebst du das als wahr, was du sagst?
K:	Ja!
A:	Wie ist es, Petersen die Wahrheit zu erzählen?
K:	Gut!
A:	Es ist kein Unglück, wenn du zwischenzeitlich einen Rückfall bekommst und wieder anfängst, deine Patienten zu trösten. Das, was neu und positiv ist, ist, dass du dich selbst stoppen kannst, die Male, wenn der Trost aus leeren Worten besteht. Oder du kannst dich stoppen lassen. Hier ist es praktisch Petersen, der dich stoppt. Und du sagst: »Du hast recht; da habe ich es (wieder) getan.« Lass uns hören, was Petersen nun sagen oder tun wird.
P:	*Das kannst du ja nicht (die Krankheit wegtrösten).*

K: *Es ist schön, dass du das selbst sagst. (zu A: Das war genau das, was ich ihm gerne erzählen wollte ... auf meine eigene moralisierende Art und Weise).*

A (zu P):   Was willst du nun sagen oder tun? Deine Pflegefachkraft sagt:»Danke, dass du mich freisprichst von der Schuld an deinem Unglück!«

P: *Ich weiß einfach nicht, was ich tun soll, um aus diesem hier herauszukommen.*

K: *Das kann ich dir auch nicht sagen.*

A: Ja, wenn du nicht weißt, was du sagen oder tun sollst, dann ist es das, was du sagen oder tun sollst. Du kannst seine Sklerose nicht verschwinden lassen. Er kann auch nicht sein Leben verschwinden lassen, ohne dass er etwas Drastisches dafür tut. Da ist kein Ausweg für ihn. Das wisst ihr beide genau, und wenn ihr nicht darüber reden könnt, könnt ihr nicht ordentlich sprechen – das heißt kontaktvoll – über überhaupt irgendetwas.

K: *Petersen, ich kann keinen Ausweg für dich sehen. Du kannst die Sklerose nicht zum Aufhalten bringen, und solange du nicht aktiv etwas dafür tust zu sterben, wirst du weiterleben. Also ist da nichts, was du tun kannst. Deshalb ist da auch nichts, was du machen sollst.*

A: Klar! Wenn da nichts ist, was man tun *kann*, ist da auch nichts, was man tun soll. Das ist sehr einfach, so rein sprachlich-grammatisch, nicht? Aber die Menschen übersehen das häufig. Sie sind so beschäftigt mit dem Ärgerlichen ihrer Machtlosigkeit, dass sie die Erleichterung nicht wahrnehmen, die darin liegt, dass es dann auch nichts gibt, was sie in der Situation tun *sollen*. – Wie ist es für dich, das so zu sagen? (Pause). Ich weiß gut, dass du findest, er sollte zur Ergotherapie gehen oder so etwas, aber das ist wohl nicht da, wo wir uns gerade befinden?

K: Nein-nein. Wir sprechen davon, wie wir die Sklerose zum Verschwinden bringen und das Leben schön bekommen können oder auch, dass sie von selbst verschwindet über Nacht, wenn er schläft. Was das angeht, ist da nichts, was er tun kann und da ist es gut zu sagen: »Das ist richtig!«

A (zu P): Wie geht es dir damit?

P: *Das ist gut, das festzustellen.*

A (zu K): Er wirkt erleichtert. Was geschieht mit dir?

K: *Ich spüre deine Erleichterung, und das macht mich froh.*

A (zu P): Wie beschäftigt bist du gerade nun mit den Fragen über »Den Sinn des Lebens« und »Warum hat mich dies getroffen?« und »Ich könnte genauso gut tot sein?«

P: Damit bin ich gerade jetzt nicht so sehr beschäftigt.

A (zu K): Versuche ihn zu fragen, was gerade jetzt für ihn sinnvoll ist. Das ist eine etwas andere Art über Sinn zu sprechen.

K: *Was ist gerade jetzt sinnvoll für dich, Petersen?*

P: *Dass ich mit dir so sprechen kann. Kontakt haben.*

A (zu K): Was denkst du, ist passiert, dass ihr Kontakt bekommen habt?

K: *Was ist das, was es sinnvoll für dich macht?*

P: *Das war, weil du mir endlich dort begegnet bist, wo ich war.*

K: *Also, was ist der Sinn im Leben?*

P: *Kontakt!*

A: Ja, Nähe, Kontakt, Wärme. Mit einem Wort: Liebe. Niemand von uns fragt nach dem Sinn des Lebens, wenn wir Liebe geben oder empfangen, also muss Liebe der Sinn sein, den wir suchen, wenn wir nach »dem Sinn« fragen. Wenn man Glück hat, kann man gut Augenblicke mit gutem Kontakt erleben, selbst wenn man Sklerose hat. (Pause). Versuche ihn zu fragen, was übrig bleibt, wenn man selbst das nicht hat?

K: *Was bleibt für dich übrig, Petersen, wenn du selbst das nicht hast?*

P: *(nach einer langen Pause, und indem er den Rücken aufrichtet und die Pflegefachkraft fest ansieht) Dann überlebe ich trotzdem!*

K: *(bewegt) Ja. (Pause) Du hast keine Nähe, Kontakt und Wärme, und du überlebst. Was ist das, was übrig bleibt?*

P: *Genau das, dass ich bin, nichts anderes.*

A: Genau! Ich *bin*! Das bleibt übrig. Ich bin, was ich bin. Ich bin Petersen; ich habe Sklerose. Ich bin, bis ich nicht mehr bin. Das Entscheidende im Leben ist herauszufinden, dass Liebe das nächst Wichtigste von allem ist. Alles andere bis auf eine Sache ist weniger wichtig als die Liebe. Was ist dann das Wichtigste? Das ist genau das, dass ich *bin* und du *bist*. Das ist die Voraussetzung dafür, dass wir uns begegnen können und Kontakt bekommen. Als Moses bei dem brennenden Dornbusch in der Wüste nach dem Namen Gottes fragte, bekam er nichts anderes zu wissen als den Namen, der genau bedeutet »ICH BIN« (2. Buch Moses, 14). Weiter kommen wir anderen auch nicht; *und* das ist genug.

Im Zusammenhang geschrieben sieht das »fertige« Gespräch folgendermaßen aus:

P: Das ist kein Leben für einen Mann wie mich, das hier. Was ist der Sinn? Warum soll es mir so ergehen?

K: Ich habe Angst, dass ich keine Antwort für dich habe.

P: Das ist als ob ... Ich habe es dir entgegen geworfen. Was soll ich tun? Was soll ich tun mit meinem Leben? Ich könnte genauso gut im Grab liegen!

K (nach einer langen Pause): Warum tust du das dann nicht?

P: Das traue ich mich nicht. Dazu fehlt mir einfach der Mut. – Ich will nicht mehr von deiner Zeit in Anspruch nehmen. Du sollst los zum Abendessen.

K: Ich habe Zeit genug.

P: Ich weiß ja genau ... (Pause). Ich bin damit aufgewachsen, dass Gott gut ist. Das habe ich ja gelernt. Aber – warum? Warum sollte mich diese Krankheit treffen? Gott kann ja nicht gut sein, wenn er zulässt, dass so etwas geschieht. Es geht mir nicht gut.

K: Ich kann gut verstehen, dass du findest, dass es schwer ist.

P: Wozu kann ich das gebrauchen?

K: Ich habe nicht damit gerechnet, dass du es zu etwas gebrauchen könntest. Das war mehr eine Äußerung von meiner Seite von ... Freundlichkeit (lächelt verlegen). – Petersen, ich habe mich tatsächlich gerade dabei ertappt, dein Elend wegtrösten zu wollen, so dass ich darum herumkomme, es selbst zu tragen.

P: Das kannst du ja nicht.

K: Es ist schön, dass du das selbst sagst.

P: Ich weiß einfach nicht, was ich tun soll, um aus diesem hier herauszukommen.

K: Das kann ich dir auch nicht sagen. – Petersen, ich kann keinen Ausweg für dich sehen. Du kannst die Sklerose nicht zum Aufhalten bringen, und solange du nicht aktiv etwas dafür tust zu sterben, wirst du weiterleben. Also ist da nichts, was du tun *kannst*. Deshalb ist da auch nichts, was du machen *sollst*.

P: Das ist gut, das festzustellen.

K: Ich spüre deine Erleichterung, und das macht mich froh. – Was ist gerade jetzt sinn*voll* für dich, Petersen?

P: Dass ich mit dir so sprechen kann. Kontakt haben.

K: Was ist das, was es sinnvoll für dich macht?

P: Das war, weil du mir endlich dort begegnet bist, wo ich war.

K: Also was ist der Sinn im Leben?

P: Kontakt!

K: Was bleibt für dich übrig, Petersen, wenn du selbst
        das nicht hast?

P: (nach einer langen Pause, und indem er den Rücken
        aufrichtet und die Pflegefachkraft fest ansieht) Dann
        überlebe ich trotzdem!

K: (bewegt) Ja. (Pause) Du hast keine Nähe, Kontakt und Wärme,
        und du überlebst. Was ist das, was übrig bleibt?

P: Genau das, dass ich *bin*, nichts anderes.

3.2 Vertiefender Kommentar zum Begriff »Sinn«

Einsicht in die *Ursache* eines Unglücks kann nicht zu sehr viel genutzt werden. Kontakt und Aufmerksamkeit auf die *Werte* des Lebens können es.

»Sinn« ist eines der mystifizierenden Worte, die in Gesprächen zwischen Menschen in einer Krise und ihren Helfern auftauchen. Was bedeutet das? Das bedeutet *immer* »Zusammenhang«. Es gibt nichts, das für sich selbst genommen Sinn gibt. Über einen isolierten Ton kann man weder sagen, ob er hoch oder niedrig, in Dur oder in Moll ist. Es ist notwendig, ein Stück der Melodie zu hören, um das sagen zu können. Ein isolierter Buchstabe ist nur ein Kringel. Erst in Zusammenhang mit anderen Buchstaben wird er sinnvoll als ein Teil des Wortes, und erst die Platzierung des Wortes im Satz gibt den Sinn mit seiner bestimmten Bedeutungsnuance in genau diesem *Zusammenhang*.

Wenn es Menschen sehr schlecht geht, erleben sie typischerweise, dass der bisher geltende Zusammenhang für sie zusammengebrochen ist. »Es fühlt sich so sinnlos an« bedeutet »Mein Leben hängt nicht länger zusammen«. Deshalb suchen sie in der Krise nach dem Sinn = Zusammenhang. Die Frage ist nur, *welcher* Zusammenhang es ist, mit dem die Betroffenen beschäftigt sind. Die erste Stelle, an der Menschen in unserer naturwissenschaftlich geprägten, technischen Kultur versucht sind, nach dem Zusammenhang zu suchen, scheint der *Ursachen-Wirkungszusammenhang* (die Kausalität) zu sein. »Was habe ich getan, dass mich dieses treffen soll?« kann sich religiös anhören, aber das ist eher eine (primitive) Form von Naturwissenschaft. Das Interesse hinter der Frage ist es, den notwendigen Zusammenhang zwischen dem Verhalten und dem Schicksal herauszufinden – wenn er zu finden wäre –, der es im Prinzip möglich machen würde, das Schicksal zu *kontrollieren*.

Viele Helfer sind im Laufe der Zeit auf diesen Gedankengang eingegangen und haben graue Haare bekommen bei dem Versuch, die Erklärungsformel für die Betroffenen zu finden, die sie selbst nicht finden konnten. Ich rate dazu, diesen Versuch aufzugeben. Wenn es endlich glücken sollte, eine ausführliche Ursachenerklärung (zusätzlich zu der medizinischen) zu finden, dass es den Patienten schlecht geht, würde es sich vermutlich zeigen, dass sie zu nichts anderem zu gebrauchen wäre als Schuldgefühle zum Schmerz hinzuzufügen, die die Betroffenen im Vorwege erleben. Es ist zu spät, um die Wahl der Vergangenheit zu ändern, und niemand kann sich vollständige Kontrolle über seine Gegenwart oder seine Zukunft durch gesunde Ernährung, gute Taten oder positives Denken verschaffen. Und Erklärung oder nicht, wenn die Betroffenen den oder die *verloren* haben, der ihrem Leben Sinn gegeben hat, ja, dann haben sie natürlich *recht* darin, dass ihr Leben gerade jetzt sinnlos ist, und es wäre doppelt sinnlos, wenn die Helfenden versuchten, diese Tatsache zu verleugnen.

Hiermit sind wir auf der Spur einer ganz *anderen Form von Zusammenhang*, wo wirklich Unterstützung in der Krise zu holen *ist*. Das ist *der Kontakt* mit den Menschen, Dingen und Handlungen, die *einen Wert* haben für den, der in Schwierigkeiten ist. Im Gesprächsbeispiel mit »Petersen« im vorigen Kapitel hilft die Pflegefachkraft dem Patienten die Spur vom Ursachenzusammenhang zum Kontakt- und Wertezusammenhang zu wechseln, indem sie fragt: »Was ist gerade jetzt für dich sinn*voll*?« Sie hätte genauso gut sagen können »wertvoll«, das heißt wert dafür zu leben. Die Antwort lautet, dass das der Kontakt ist, und so wie ich Kontakt in dieser Verbindung verstehe, ist es das gleiche wie Liebe. Das, was in der Krise stützt, ist nicht die zurückgerichtete Ursachenerklärung über das »warum« (z. B. was habe ich verkehrt gemacht) oder die vorausgerichtete Ursachenerklärung über das »wohin« (z. B. was ist es wohl, was ich daraus lernen soll?). Das, was *nun* stützt, sind die Werte (die Liebe zu Menschen, Dingen oder einer *Sache*), die die Betroffenen wählen lassen können zu leben, selbst wenn es schwer wird. Im Gesprächsbeispiel zeigt es sich, dass selbst das Da-zu-sein ein ausreichendes Ziel und Inhalt für den Patienten war, in jedem Fall in dem beschriebenen Augenblick. Eine solche Einsicht und eine solche Wahl geschehen häufig, wenn die Helfenden den Krisenbetroffenen *in* die Erkenntnis helfen:

• dass die Wahl auf der einen Seite zwischen dem Leben, das sie haben, steht oder dem Tod auf der anderen Seite, und
• dass niemand anderes die Wahl für sie treffen kann.

Wenn diese Erkenntnis noch nicht genug in sich selbst ist, um den Lebensmut zu wecken, können wir uns zusammen mit den Betroffenen dem Fantasieren hingeben, was es machen könnte, dass ihr Leben für sie lebenswert wäre. Danach müssen wir zusammen mit ihnen ansehen, wie viel davon möglich ist und was die Betroffenen in Gang setzen müssten, um es zu erreichen. »*Dieses* ist dein Leben. Was willst *du* damit machen?« Das sind die Überschriften für ein konstruktives Gespräch mit Menschen, die es schwer haben, und wir brauchen weder gelehrt, energisch oder speziell gut zu sein, um es zu führen. Das, was benötigt wird, ist, dass wir Augen und Ohren haben und ehrlich genug sind, um Worte dafür zu finden, was beide Partner in Wirklichkeit bereits gesehen und gehört *haben*.

Dabei hilft man den anderen zu wissen, was sie *bereits* wissen und gibt ihnen die Selbsthilfe, die sie *bereits* haben.

3.3 Mögliche neue Antworten zum Gebrauch, wenn deine guten alten Antworten nicht zu dem Kontakt führen, den du gerne haben willst

Viele »alte« Antworten sind Widersprüche, die versuchen, die negative Äußerung der Patienten mit einer positiven Antwort auszubalancieren. Manchmal kann diese Art Widersprüche helfen, dass der Niedergedrückte etwas mehr nuanciert auf die Dinge sieht, aber häufig führen sie nur zum Verlust des Kontakts. Die untenstehenden »neuen« Antworten nehmen alle ihren Ausgangspunkt in der Akzeptanz des Erlebens der Patienten. *Sie sind nicht die einzig »Richtigen«*, aber es ist gut, etwas zum Auswechseln zu haben, auch wenn es um die Gespräche mit Menschen in Not geht.

K = der Krisenbetroffene. H = der Helfende.
Die Sätze a, b, c usw. sind als alternative Möglichkeiten gedacht. Sie können unter Umständen auch miteinander kombiniert werden; nur die Fantasie setzt die Grenze.

K: Ich bin nicht gut genug.
H: a. Was ist es, *worin* du nicht gut genug bist?
   b. Es muss hart für dich sein, dass du nicht so gut bist, wie du gerne sein würdest.
   c. Was ist es, was du nicht kannst/bekommen kannst, weil du nicht gut genug bist?
   d. Liebe kann man nicht bekommen, indem man gut genug ist.

e. Nein, *dazu* (das eine oder andere konkret) bist du offenbar nicht gut genug. Glaubst du, sie/ich halten weniger von dir aus diesem Grund?

f. Du bist gut genug für *mich.*

K: Ich bin ein nichtiges Ding.

H: Das ist richtig. Du bist kein *Ding.*

K: Ich bin zu nichts nütze.

H: Das sind Neugeborene und die Blumen auf dem Feld auch nicht. Warum sollst du unbedingt zu etwas *nütze* sein, an Stelle von nur zu *sein?*

K: Es fühlt sich so ungerecht an!

H: Das ist es *hoffentlich* auch. Sonst wäre das ja alles zusammen deine eigene Schuld. Das Leben ist im Ganzen genommen ungerecht. Es ist auch ungerecht, dass du überhaupt da bist und in einem Land geboren bist, wo wir genug zu essen bekommen.

K: Ich kann den Sinn darin nicht sehen.

H: Das kann ich auch nicht. Das Leben ist im Ganzen genommen voll mit Dingen, mit denen ich es nur aushalten kann zu leben, indem ich daran festhalte, dass sie sin*nlos* sind. Kriege z. B.

K: Das wirkt so hoffnungslos.

H: Die Hoffnung ist manchmal mehr ein Fluch als eine Hilfe. Wie ist es von der Hoffnung losgelöst zu sein?

K: Ich weiß nicht, ob ich Lust habe weiterzuleben.

H: Das weiß ich auch nicht, ob ich das an deiner Stelle hätte. Ich hoffe, dass du wählst, dass du leben *willst.*

K: Das Ganze ist ein Mist.

H: a. Das klingt, als ob du wütend/traurig darüber bist. Was ist es, worüber du gerade jetzt am meisten wütend/traurig bist?

  b. Das Ganze ist ein Mist!

K: Da ist niemand, der Lust hat mir zuzuhören.

H: Ich mag es nicht, wenn du mich als »niemand« bezeichnest. Ich sitze hier faktisch und höre dir jetzt gerade zu.

K: Ich habe solche Angst davor zu sterben.

H: Das fehlte gerade noch. Das schuldest du dem Leben. Wovor hast du gerade am meisten Angst?

K: Ich möchte möglichst nicht beschwerlich sein.

H: Du bi*st* beschwerlich. Das ist es, wofür ich da bin.

K: Entschuldige, dass ich so viel Mühe mache!

H: a. Du machst Mühe. Und ich kann das gut aushalten.

  b. Das wird praktisch noch mühsamer für mich, wenn ich das auch noch entschuldigen soll.

K: Ich möchte nach Möglichkeit nicht meinen Kindern zur Last liegen.

H: Du lie*gst* ihnen zur Last. Einmal lagen sie auch dir zur Last. Wie ging es dir damit?

K: Du verstehst mich nicht.

H: Nein, das tue ich wohl nicht ganz. *Und* ich kann sowohl gut sehen als auch hören, dass es dir schlecht geht.

K: Ich fürchte mich so.

H: Ja. Das kann ich an dir sowohl sehen als auch hören. Wovor fürchtest du dich gerade am meisten?

K: Ich habe solche Angst – ich weiß nicht warum.

H: Angst entsteht dadurch, dass man sich nicht dort befindet, wo man ist. Was geht in deinem Leben gerade jetzt vor sich?

K: Ich habe meine Freude verloren.

H: Dann lass das endlich liegen, bis es von allein zurückkommt.

K: Sie sagen, dass ich mich zusammenreißen soll.

H: a. Wie geht es dir damit?

b. Wenn sie das zu mir sagen würden, würde ich ziemlich sauer werden. Was macht es mit *dir*?

K: Ich kann nicht mehr.

H: Das, was du nicht *kannst*, ist auch das, was du nicht *musst*. Wie ist es, nichts zu *müssen*?

K: Ich habe Angst, dass ich das nicht schaffe.

H: Was ist es genau, was du schaffen musst? Die Zeit läuft von allein, egal ob du »es schaffst« oder nicht.

K: Ich habe Angst, dass ich das nicht schaffe (überlebe).

H: Es sieht ernst aus. Sollen wir darüber sprechen, was du gerne geordnet haben möchtest, *falls* du es nicht schaffst?

K: Ich fühle mich so machtlos.

H: Du bist machtlos. Und wenn du machtlos bist und es nicht sein willst, bekommst du zwei Probleme an Stelle von einem. Wie ist es von der Macht losgelöst zu sein?

K: Du hast leicht reden, du bist jung und gesund.

H: Ja, darüber bin ich auch froh. Hier im Krankenhaus lernt man eine gute Gesundheit zu schätzen.

K: Du kannst glauben, es ist nicht lustig, alt zu werden.
H: a. Ich freue mich auch nicht darauf.
   b. Ich kann sehen, dass du es schwer hast. Ich hoffe, dass ich besser davonkomme, wenn die Zeit kommt.

K: Ich fühle, dass das alles zusammen meine Schuld ist.
H: a. So viel Macht hast du nicht.
   b. Wie ist es, so viel Macht zu haben?

K: Kannst du mir helfen?
H: a. Das weiß ich nicht. Was ist es, was du gerne von mir haben willst?
   b. Das kann ich nicht. Nichts anderes als einfach hier zu sein.
   c. Nein. Soweit ich sehen kann, bin ich ganz machtlos. *Und* ich bleibe hier.

3.4 Kommentar zu den »neuen« Antworten

Die voranstehenden kurzen Beispiele haben im Laufe der Zeit immer wieder zu verschiedenen Einwänden des folgenden Typs geführt: »Ja aber, man kann sich nicht erlauben, so zu reden« oder »Wenn ich es wäre, der der Patient wäre, dann würde ich ziemlich sauer/sehr traurig darüber werden«. Diese Einwände, wie zu bemerken ist, kamen alle von Menschen, die *davon* im Vortrag gehört haben, oder die *Zuschauer* waren in einer Gesprächsübung, nicht Teilnehmer darin waren.

Es soll unterstrichen werden, dass die Sätze *keine Ergebnisliste darstellen.* Es gibt nichts, das immer richtig ist, und es gibt nichts, das niemals richtig ist. Die Absicht ist es mit den Beispielen aufzuzeigen, was *manchmal* richtig im Gespräch sein kann, selbst wenn es mit gewohnten Vorstellungen bricht, was man »sich zu sagen herausnehmen kann«, oder darüber, dass negative Erlebnisse weggetröstet werden können und müssen. Was das wirklich Richtige ist, das in einem gegebenen, konkreten Zusammenhang zu sagen ist, muss sich genau aus *dem Zusammenhang* und dem Gespür der fraglichen Helfer, was der Kontakt tragen kann, ergeben.

Gleichzeitig soll betont werden, dass die genannten Beispiele alle *aus der Praxis geboren* wurden. Sie entstanden bei Gesprächen mit Menschen in großen Schwierigkeiten. Sie wurden von Helfern weitgehend aller Bereiche, Studierenden ebenso wie fertig Praktizierenden mit vielen Jahren Erfahrung, in Verbindung mit dem Unterricht des Verfassers wieder und wieder bei Gesprächsübungen ausprobiert. Und die, die *selbst* diese Antworten *ausprobiert haben*, haben ihnen allen »recht« gegeben. Sie haben ihnen unter anderem recht gegeben, dass es eine Erleichterung ist, im Appellieren oder im Versuch die anderen zu manipulieren, indem ihnen Schuldgefühle übergestülpt werden, gestoppt zu werden. Und das im Gegensatz dazu, dass man sich vorstellen kann, dass eine solche Konfrontation als kränkend aufgefasst werden könnte. Anders gesagt, sind die aufgeführten Sätze es wert, als mögliche nützliche Alternativen überlegt zu werden zu den Antworten, mit denen die entsprechenden Helfer im Voraus am besten vertraut sind, und die in den meisten Zusammenhängen ihrer Absicht auch gut dienen.

Das Wichtigste an den Beispielen ist nicht ihr Inhalt, sondern der *Prozess*, den er abbildet. Das ist: *authentische Nähe basierend auf klaren Beobachtungen und Ehrlichkeit über die eigene Motivation und Begrenzungen der Helfenden in Verbindung mit diesem Treffen*. So wie die Noten nicht die Musik sind, so sind die vorher beschriebenen Gesprächsbruchstücke auch nicht der Kontakt. Aber das in übertragenem Sinne musikalische wird auf Grundlage der Beispiele selbst den Rhythmus und die Formulierungen schaffen, die den Sätzen Sinn und Leben geben.

Literatur

Beisser, A. (1970). Paradoxical Theory of Change. In: J. Fragan und I. Shepard (Ed.) Gestalt Therapy Now (S. 77–80). Harper & Row.

Buber, M. (1993). Heilung aus der Begegnung. In: M. Buber *Nachlese* (S. 128–133). Verlag Lambert Schneider.

Van Deurzen-Smith, E. (2002). *Existential Counselling in Practice.* Sage Publications.

Hostrup, H. (2010). *Gestalt Therapy.* Museum Tusculanum Press.

Sand, I. (2017). *The Emotional Compass.* Jessica Kingsley Publishers.

Jung, C. G. (1948). *Die Beziehungen der Psychotherapie zur Seelsorge.* Rascher Verlag.

Perls, F. (1986). *Gestalttherapie in Aktion.* Klett-Cotta Verlag.

Perls, F. (1985). *Grundlagen der Gestalttherapie – Einführung und Sitzungsprotokolle.* Pfeiffer.

Spinelli, E. (1989). *The Interpreted World.* Sage Publications.

Staemmler, F.-M. (2009). *Was ist eigentlich Gestalttherapie?* Verlag Andreas Kohlhage.

Votsmeier-Röhr, A. und Wulf, R. (2017). *Gestalttherapie.* Ernst Reinhardt Verlag.

Yontef, G. (1993). *Awareness, Dialogue & Process.* Gestalt Journal Press.